TRAITÉ DU GOÎTRE ET DU CRÉTINISME;

PRÉCÉDÉ

D'un Discours sur l'influence de l'air humide sur l'entendement humain;

PAR F.-E. FODERÉ,

Ancien Médecin des Hôpitaux civils et militaires, et Professeur de Physique et de Chimie à l'Ecole centrale de Nice.

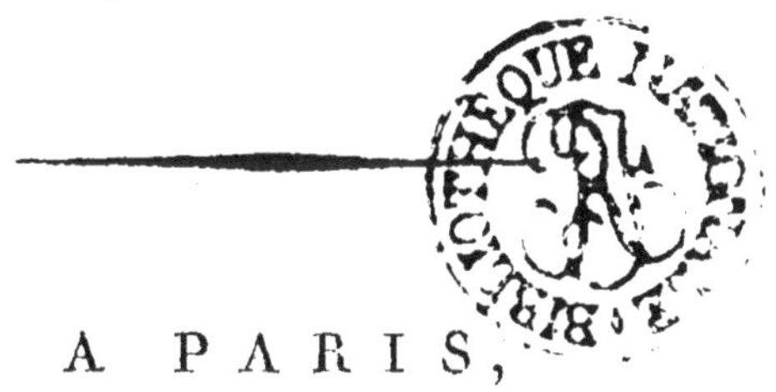

A PARIS,
Chez BERNARD, Libraire, pour les Mathématiques, Sciences et Arts, quai des Augustins, n°. 37.

GERMINAL AN VIII.

DÉDIÉ

A J.-A. CHAPTAL,

ANCIEN Professeur de l'École de Santé de Montpellier, Membre de l'Institut national et du Conseil d'État,

SÇAVANT modeste,
recommandable envers la postérité,
par son génie,
et l'application de la Chimie
aux Arts utiles.

AVIS
SUR LE MOT *CRÉTINISME*.

Le *goître* est très-connu, puisqu'on le trouve dans tous les pays; mais tous les lecteurs ne sauront peut-être pas d'abord ce que signifie le mot *crétinisme*. Il dérive de *crétin*, nom qu'on donne dans certaines contrées à des individus qui sont tout-à-fait stupides, et qu'on appelle encore *idiots*, *cagots*, etc. Le mot *crétin* vient lui-même de *chrétien*, bon *chrétien*, *chrétien* par excellence, titre qu'on donne à ces idiots, *parce que*, dit-on, *ils sont incapables de commettre aucun péché* (1). J'ai adopté ce terme de préférence à un autre, à cause que les individus auxquels il appartient, sont plus qu'idiots, et qu'ils méritent, en conséquence, une désignation particulière.

(1) Dans quelques vallées, où ces maladies sont endémiques, on leur donne encore le nom de *Bienheureux*, et après leur mort, on conserve, avec vénération, leurs béquilles et leurs vêtemens.

Ouvrages de l'Auteur.

Recherches sur la nature de l'Acide fluorique ; Analyse du Spath-fluor de l'Ile de Corse ; et Expériences sur l'Acide muriatique distillé sur les oxides de divers metaux, comparativement avec le Manganèse. Année 1789, 1 vol. in-8°.

Mémoire sur des Affections scorbutiques de la bouche, endémiques à l'armée des Alpes. *Embrun*, an III, 1 vol. in-8°.

Essai sur la Phthisie pulmonaire. *Marseille*, an IV, 1 vol. in-8°.

Les Lois éclairées par les Sciences physiques, ou Traité de Médecine légale et d'Hygiène publique. *Paris*, an VII, 3 vol. in-8°.

Mémoires de Médecine pratique sur les maladies auxquelles les troupes ont été sujettes dans le Mantouan, sur la Diarrhée, l'Epidémie de Nice, etc. *Paris*, an VIII, un vol. in-8°.

TABLE

TABLE DES MATIERES.

CHAP. VIII. *Des alimens, comme causes du goître.*

CHAP. IX. *Conjectures sur la cause éloignée la plus probable du goître.*

DEUXIEME SECTION.

Du crétinisme complet et incomplet ; de sa cause prochaine et de sa propagation.

CHAPITRE Ier. *Histoire du crétinisme complet.*

CHAP. II. *Du crétinisme incomplet.*

TROISIEME SECTION.

De la cause générale du goître et du crétinisme.

Chap. II. *Continuation du même sujet, et expériences hygrométriques.*

QUATRIÈME SECTION.

Des moyens physiques et moraux à employer pour prévenir le goître et le crétinisme.

§. 158.

B

DISCOURS PRÉLIMINAIRE.

De l'influence de l'air humide sur l'entendement humain.

Le tableau des deux maladies, dont je vais essayer de rechercher les causes, n'est pas une des parties les moins intéressantes de l'histoire de l'homme, habitant les diverses contrées de la terre.

Le goître et le crétinisme, considérés dans un sens absolu, ne sont proprement qu'une modification particulière aux habitans de certains pays, tels que les vallées. Là, l'individu qui en est attaqué, file tranquillement une très-longue vie, sans s'apercevoir de son état, et par conséquent sans en desirer un meilleur: mais le goître et le crétinisme, considérés dans un sens relatif à l'état moral et physique, qui convient à l'homme social, sont réellement deux maladies d'autant plus affligeantes, que, quoique de temps immémorial, elles soient endémiques parmi les peuples qui habitent la

B 2

base des Alpes, des Pyrénées et des Apennins, cependant personne n'a paru s'en occuper sérieusement jusqu'ici ; ce qui a fait que les facultés actives de l'entendement, que ces maladies affectent sur-tout, ont tellement disparu de dessus certaines surfaces du globe, qu'une bonne partie de leurs habitans ne paraît, aux yeux du philosophe observateur, qu'une société de gens endormis, chez qui les sciences, les arts, le commerce et tout ce qui vivifie les nations, semblent ne pouvoir se reposer.

Que la tyrannie se réjouisse de cette mort civile et politique des peuples qu'elle opprime, cela se conçoit; que la paresse et l'insouciance étant l'apanage de l'homme inculte et isolé, celui-ci s'irrite même contre le bienfaiteur qui veut l'en distraire, l'histoire en fournit des exemples : mais s'il est démontré, comme je le crois, que dans nos sociétés actuelles, la mesure absolue du bonheur général se trouve dans l'usage complet de toutes les facultés intellectuelles, combien l'absence de ces facultés ne doit-elle pas alarmer tout législateur qui est jaloux de compter, parmi ses semblables, le plus qu'il se peut de citoyens actifs !

C'est sous ce point de vue général que nous présentons cet Essai à ceux qui gouvernent les hommes ; ils y découvriront un nouvel écueil contre lequel vont souvent se briser nos systèmes politiques : en y lisant un grand exemple de l'influence du climat, ils se convaincront que, pour donner aux peuples des lois qui fassent leur bonheur, il faut encore tenir compte des puissances physiques auxquelles ils sont soumis irrésistiblement depuis la naissance jusqu'à la mort, et que c'est peut-être pour avoir négligé ces considérations, que telles ou telles institutions n'iront jamais bien à tels ou tels peuples, pour qui on avait cru pouvoir les faire.

Il est des nations condamnées, dans la durée des siècles, à une demi-vie sociale, comme il en est à qui une activité continuelle est aussi nécessaire que le sommeil paraît naturel à ces premières ; il est des nations faites pour méditer sans cesse ; il en est d'autres pour qui cet état serait infiniment pénible : à part quelques exceptions, les unes et les autres sont restées telles depuis leur enfance : les physionomies humaines, celles des animaux, les campagnes, les maisons, les récits des historiens, les chants des poëtes, tout annonce que dans chaque pays une cause générale a imprimé et maintenu un type particulier à chaque peuple.

Il peut se faire qu'on découvre un jour, dans les diverses oppositions astronomiques des différens points du globe, une grande raison de ces variétés ; en attendant, nous ne pouvons disconvenir qu'elles ne tiennent aussi en grande partie aux différences constantes qui se trouvent dans l'atmosphère des diverses contrées de la terre, relativement à sa température, à son état hygrométrique, mécanique, chimique : c'est-là ce qui constitue le climat, et on peut y joindre les raisons topographiques de chaque contrée.

L'action de l'air sur les corps vivans est aujourd'hui d'une évidence incontestable ; l'air combiné avec la lumière, le calorique et l'eau, pénétrant dans toute la texture de la matière organisée, pour former la partie essentielle et vitale des fluides animaux, agit sans cesse sur nous, soit par sa puissance physique, soit par ses qualités chimiques : ses effets sont particulièrement sensibles sur nos solides auxquels il donne la forme, la solidité, et l'irritabilité propres à chaque différence climatérique. De-là les mœurs, de-là le tempérament et le caractère par lequel un peuple se distingue d'un autre peuple, sur-tout dans les contrées où les races se sont moins croisées ; ce caractère a été imprimé une fois pour toutes au premier chef de chaque grande famille : il est passé dans les germes, comme passent dans les germes les dispositions aux maladies héréditaires, et tant que le climat ne changera pas, il sera le même.

Envain s'est-on moqué de l'observation de Montesquieu sur les climats, puisée dans les écrits des anciens sages : à part quelques exceptions légéres et de circonstance, l'expérience l'a confirmée : cependant Montesquieu n'a pas tout dit ; il est un climat plus saillant encore, par ses effets, que le chaud, froid et tempéré : c'est l'état sec ou humide de l'air, qui fait l'objet de ce discours. L'excès de l'un ou de l'autre est également nuisible ; le premier, en donnant trop de ton, excite dans le corps et dans l'entendement des maladies inflammatoires ; le second plonge les facultés humaines dans une langueur et un affaissement complets. L'hygromètre nous produit l'exemple de trop de sécheresse de l'air dans les contrées méridionales de la France, et il nous démontre un excès d'humidité dans divers endroits de l'Italie, et sur-tout dans les vallées où se trouvent le goître et le crétinisme.

Après avoir fait une longue suite d'expériences et d'observations pour rechercher la cause de ces deux maladies, le résultat en a été qu'elles ne sont produites ni par les eaux ni par les alimens, mais qu'une atmosphère tenant beaucoup d'eau en dissolution les accompagne constamment. Les maladies les plus communes des habitans de ces contrées, leur insouciance, leur apathie, leur état de civilisation, tout annonce, comme l'avait déjà observé Hippocrate, l'action constante de l'humidité, dont l'effet le plus monstrueux est la dégradation totale de l'homme, le crétinisme.

Le crétinisme complet n'est autre chose qu'une espèce de paralysie *ad sensus*, de l'origine des nerfs, avec abolition, par conséquent, des facultés de l'entendement. Il est facile de se persuader que cette paralysie peut avoir différens degrés; et il y a effectivement, ainsi qu'il sera exposé, différens degrés de crétinisme. Or, je me crois fondé à établir, d'après le tableau de tous les peuples passés et présens, que par-tout où l'humidité atmosphérique est en excès, outre les maladies corporelles produites par cet état, il y règne assez généralement une maladie de l'entendement, un degré de crétinisme, à quelques exceptions près, qui sont si peu nombreuses qu'elles ne font rien à cette règle. Quand, en effet, après avoir traversé, soit en lisant, soit en voyageant, des pays pleins de vie sociale, nous entrons dans des contrées où l'homme ne connaît à peine d'autre existence que celle des bêtes qu'il a soumises, où il n'exerce d'autres facultés que celles nécessaires à ses premiers besoins, n'est-il pas naturel de caractériser cette situation de l'entendement, du nom de maladie? Eclaircissons ceci par des exemples tirés des peuples anciens et des peuples modernes.

Les Grecs et les Romains sont les peuples que l'on se plaira toujours à citer, parce qu'ils ont fait les plus grandes choses. Parmi les Grecs, ceux d'Europe se sont particulièrement distingués par le perfectionnement des arts, des sciences, de gouvernement, et par des efforts constans pour conserver leur liberté, tandis que les Grecs de l'Asie mineure ne furent occupés uniquement, pendant deux siècles, qu'à porter, user, briser et reprendre les fers que leur donnaient alternativement les Perses et les Athéniens. Quelle différence entre les Ioniens qui ne purent supporter les avis du sage Bias de Priène, qui leur conseillait de monter sur leur vaisseaux, et d'aller chercher ailleurs des jours tranquilles, et ces Grecs d'Europe qui ne quittèrent leur patrie « qu'après avoir épuisé ce qu'un ardent amour » de la liberté a de divin et d'héroïque (1) » !

(1) Hérodote.

C'est que le ciel de la Grèce européenne était extrêmement pur, sec et serein, et que les organes des sens de ses habitans, étaient les plus subtils de tous les Grecs (1). Le froid de l'hiver, les chaleurs de l'été s'y fesaient sentir dans toute leur force; chaque saison y occupait sa place, et cet ordre de choses a paru de tout temps être le plus propre à développer les facultés de l'entendement (2). Au contraire, le climat de la Grèce asiatique était beaucoup plus doux, plus tempéré, arrosé de plusieurs rivières, baigné par des lacs, et par conséquent beaucoup plus humide (3).

La différence était encore plus saillante entre les vallées de la Grèce et les habitans des plages maritimes : jamais l'Etolie, la Béotie, l'Arcadie, la Messénie et la Thessalie ne brûlèrent un grain d'encens dans le temple du Goût et sur l'autel des Arts et de la Philosophie (4), asyles des oracles, des sorciers et des

(1) Platon.

(2) Hippocrate.

(3) Aristote, Théophraste.

(4) Athénée, Pausanias.

enchanteurs, après avoir vu passer comme un éclair les beaux jours de l'Attique leur voisine, dont elles ne profitèrent pas, elles seules furent heureuses de trouver en Rome un maître qui mit fin à leurs dissentions (1).

C'est qu'il paraît que de tout temps les habitans des vallées ont été de tous les peuples ceux qui ont le plus ressenti l'influence du climat, dont la population a été la moins énergique et la moins propre aux grandes choses. Des causes physiques et morales y ont également contribué.

Les annales des nations nous apprennent que les hommes ont été jadis obligés de s'établir sur des hauteurs, et de construire des digues dans les plaines pour l'écoulement des eaux(2). Les lieux bas des vallées doivent avoir été plus long-temps que les plaines ouvertes, occupés par des lacs, des étangs et des marécages ; les eaux doivent encore y avoir croupi, même après que ces terres étaient habitées :

(1) Polybe.

(2) Aristote, Platon.

car les hommes errans sur les montagnes, invités par les prairies que ces vallées leur offraient, et chassés par le froid et les bêtes féroces, auront été obligés de s'y réfugier avant leur entier dessèchement.

Rien ne prouve mieux en quel état se trouve le monde après de grands submergemens, que la situation de l'Amérique, au moment de sa découverte. Son sol hérissé de montagnes en pics ou couvert de forêts, de lacs et de marécages, n'offrait que l'aspect d'un désert stérile et fangeux (1).

D'autre part, en observant le sable et le cailloutage qui forment à des profondeurs immenses le sol de la plupart des vallées, dans le Valais, le Val d'Aoste, le Mont-Blanc, les départemens des Hautes et Basses-Alpes, les Alpes maritimes, on ne peut se refuser à la réflexion que ces espaces renfermés entre les Alpes primitives, les Alpes secondaires et leurs différentes branches, n'aient été long-temps que le réceptacle des eaux qui s'y précipitaient

(1) D. Ulloa, Zarate, Marc-Grave.

de toute part, et qui n'ont pu s'évaporer que lentement, eu égard à leur profondeur et au peu d'étendue de leur superficie. A en juger par l'ancienneté des goîtres et des crétins de ces vallées, on ne peut se méprendre sur les effets qu'a dû produire sur l'espèce humaine une atmosphère aussi humide; nous ignorons, il est vrai, s'ils ont été aussi funestes dans les vallées grecques dont on a parlé, parce que les noms mêmes de ces pays eussent été ensevelis dans une nuit obscure, si les historiens grecs et romains n'eussent eu occasion de les nommer dans les relations des guerres que leurs compatriotes y ont porté : mais en considérant que les anciens attribuaient déjà la stupidité de certains peuples, tels que les Béotiens, à l'épaisseur de l'atmosphère (1) ; en comparant leur ignorance et leur insouciance pour la civilisation et les beaux-arts avec l'activité des peuples maritimes qui les environnaient, il est raisonnable d'en tirer l'induction qu'ils n'avaient qu'une existence

(1) Pausanias.

passive; qu'enfin ils participaient du crétinisme, et que cette langueur et cette faiblesse dépendaient principalement de l'atmosphère humide qui les environnait.

L'état du peuple américain, lors de la découverte qu'on en a faite, jette encore un grand jour sur cette matière : il est le tableau fidèle des crétins et demi-crétins dont je parlerai dans cet Essai. Les enfans de cette nation, disent Ulloa et les autres auteurs que j'ai cités, donnent quelque lueur d'esprit jusqu'à l'âge de seize ou dix-sept ans ; ils apprennent dans cet intervalle à lire et écrire médiocrement, ils donnent même à leurs maîtres un plus grand espoir; mais arrivés à la 20ᵉ. année, la stupidité se développe tout d'un coup, ils reculent au lieu d'avancer, et oublient tellement ce qu'ils avaient appris, qu'on est obligé de renoncer à leur éducation, et de les abandonner à leur fatalité. *Las Casas*, protecteur chaud des Indiens, fut aussi contraint de faire le même aveu. Ce caractère était plus ou moins saillant, suivant que les terres étaient plus ou moins cultivées. Les Péruviens et les Mexicains, qui avaient une espèce de culture, étaient aussi les moins stupides, et ils devinrent toujours plus ouverts, à mesure que la charrue et les arts apportés d'Europe découvrirent les terrains et desséchèrent les marais (1).

Encore, dans quel excès d'avilissement n'étaient pas plongés ces Américains qu'on nomme civilisés, en les comparant aux autres! Ils se laissaient immoler, et souffraient qu'on immolât leurs enfans. C'est que l'action énervante de l'humidité, ôtant tout sentiment de dignité et de force, rend notre ame incertaine et peureuse, et nous fait le jouet du despotisme et des plus viles superstitions. Ainsi, quand dans les 13ᵉ, 14ᵉ et 15ᵉ siècles, il s'élevait de toute part des villes libres, les pays humides et les vallées conservaient leurs tyrans, et tombaient encore naguères aux genoux des lambeaux déchirés de ce régime féodal que les rois ont détruit pour leur propre intérêt. Il est même à présumer que l'Amérique n'eût jamais été

(1) Raynal, Robertson, de Paw.

subjuguée

subjugée par une poignée de brigands, malgré leur tactique et la nouveauté de leurs armes, s'il n'eussent eu à faire à un peuple efféminé. Ils n'ont trouvé de vraie résistance que là où le desséchement des marais, ou la culture des terres, avaient appris aux hommes qu'ils avaient une patrie.

Très-souvent le besoin développe l'industrie, et plusieurs peuples ne doivent leur état florissant qu'à la pauvreté de leur sol; mais les babitans des pays humides n'ont pas même ce stimulant qui porte aux grandes choses : une douce chaleur, jointe à l'humidité, rend ordinairement la terre très-fertile et d'une culture facile; ce qui fait que ses habitans n'éprouvent aucun de ses tourmens de la nécessité, qui font desirer un meilleur sort, et que, contens d'une végétation uniforme, ils se soucient très-peu de connaître une existence plus active. Ainsi, nous savons que le froment qu'on recueillait dans l'Attique, était moins nourrissant que celui de la Béotie, et que l'on a remarqué plus d'une fois, que les athelètes béotiens, quand ils séjournaient à Athènes, consommaient deux cinquièmes de plus en froment qu'ils n'en consommaient dans leur pays (1) : aussi les Athéniens étaient-ils les plus spirituels et les plus aimables, et les Béotiens les plus épais de tous les Grecs : aussi ne faut-il que de l'audace pour conquérir de semblables pays.

Quittons les Grecs et prenons les Romains. On se demande qu'est devenu ce peuple qui, de l'excès de la grandeur, a passé sous la servitude la plus vile ? Rome doit particulièrement à des causes morales son élévation et sa chûte ; l'amour de la patrie, le génie et le besoin ont enfanté et nourri ce prodige : l'abondance et l'égoïsme l'ont étouffé ; mais Rome doit également à des causes physiques l'existence soutenue dont elle a joui pendant plusieurs siècles, et l'avilissement où elle est plongée depuis plusieurs autres : ses campagnes et l'Italie entière ont dû être autrefois très saines ; car les légions innombrables qu'elles fournissaient à chaque instant pour tant de

(1) Théophraste.

guerres, annoncent une population très-florissante, et infiniment plus florissante qu'aujourd'hui, où elles en pourraient à peine fournir le quart. Or, une population nombreuse annonce un pays sec et sain, et non un sol marécageux où se trouve le germe de ces terribles fièvres rémittentes et intermittentes malignes, qui détruisent depuis plusieurs siècles tant d'habitans.

Strabon nous assure que de son temps la salubrité de l'Italie était due, non-seulement aux qualités naturelles du sol, mais encore aux travaux immenses relatifs aux forêts, aux aqueducs, aux routes, aux places et édifices publics. *Varron*, *Columelle*, *Palladius*, *Vitruve*, *Pline* et *Végèce*, attestent et décrivent ces monumens consacrés à la salubrité générale, dont nous voyons encore des précieux restes. Les marais pontins (jadis *Campi pometani*), contenaient autrefois vingt-trois villes, dont *Pomeïa* était la capitale (maintenant devenue étang de la cathédrale de Sezze), outre une infinité de villages, bourgs et maisons de campagnes appartenans aux principaux Romains : ces campagnes étaient si salubres et si fertiles, que les armées y campaient. Là furent défaits les Gaulois par le tribun Valerius Corvinus, et une autrefois par Lucius Valerius (1). Là encore campa *Vitige*, roi des Gots, attiré par la fertilité des campagnes et par le voisinage du fleuve *Decemnovius* (2). C'est que les grands de Rome, autres que nos grands d'aujourd'hui, fesaient servir leur puissance et leur fortune à des monumens utiles et durables, tels que la voie *Appia* et ses dépendances, pratiquée l'an 444 de Rome au milieu de ces marais, au moyen de quoi ils furent redesséchés (3). Les consuls et les empereurs qui leur succédèrent, eurent soin de donner continuellement un écoulement aux eaux (4); car, indépendamment de

(1) Tite-Live, Pline, Strabon, Denis d'Halicarnasse, Lucius Florus, Valer. Maxim.

(2) Procopius Cæsarius.

(3) Denis d'Halicarnasse.

(4) Tite-Live, Plutarque, Dion, Strabon, Aulugellius.

la perte des campagnes, les exhalaisons des marais incommodaient singulièrement Rome, lorsque le vent du midi soufflait, ainsi que l'attestent Pline et Martial. Mais les temps de barbarie ayant succédé, les champs fertiles de *Feronia* furent changés en marais pontins, où n'habitent plus que des grenouilles et quelques pêcheurs, malgré les tentatives éphémères de quelques-uns des souverains pontifes (1).

Quel contraste entre ces temps heureux et l'insalubrité actuelle des campagnes de Rome, des environs de *Civita-Vecchia*, *Ostie*, *Terracine*, *Gayette*, *Fondi*, etc.; entre la main vivifiante qui rassemblait tous les filets d'eau pour en faire un grand fleuve ou des canaux d'arrosement, et l'influence meutrière des marais pontins à côté de terres tantôt inondées, tantôt sans arrosage; entre la vigueur et le nombre des habitans d'alors, la misère, la lâcheté et la dépopulation des habitans d'aujourd'hui! Qu'on ne demande donc plus où

(1) Bolognini delle Paludi Pontine.

est Rome : Rome dort jusqu'à ce que ses marais soient desséchés.

La partie de l'ouest à l'est de l'Italie, qui est arrosée par le Pô, depuis Alexandrie jusqu'à Ferrare, est généralement humide; outre que ce fleuve déborde très-souvent, il est presque par-tout à niveau de la superficie des terres, il filtre même très au loin dans l'intérieur; de sorte qu'à un mille et plus de distance, l'eau des puits, généralement peu profonde, hausse et baisse suivant les variations du Pô, et n'est autre chose que l'eau morte de ce fleuve. Il résulte de-là que l'eau des pluies, ne pouvant avoir aucun écoulement, reste stagnante, forme, de distance en distance, des lacs et des étangs qui se dessèchent en été avec une puanteur horrible; et tandis que, faute de culture et de canaux d'arrosemens, la campagne est sèche et aride, l'atmosphère est humide et empoisonnée.

Mantoue, sur-tout, qui se vante d'avoir produit Virgile, Mantoue et ses environs, joignant au voisinage du Pô les débordemens forcés du *Mincio*, a, dans les chaleurs, une atmosphère cadavéreuse, et est humide en tout temps. Ces contrées sont favorables aux fibres sèches, aux vieillards ; passé cinquante ans, on s'y habitue. Les tableaux des morts, placés par la vanité des vivans sur la porte des temples, offrent quelques vies de quatre-vingts ans ; mais on ne peut rien induire de-là sur la mesure générale de la longevité : les registres mortuaires nous apprennent que la mortalité a sur-tout lieu jusqu'à l'âge de cinquante ans ; et quelques curés que j'ai consulté, m'ont assuré que le terme moyen du nombre des morts, chaque année, est de onze pour cent ; proportion énorme : aussi la population est-elle fort peu nombreuse.

Ne vaudrait-il pas mieux qu'on rendît libre le cours du *Mincio*, qu'on desséchât les marais, qu'on donnât à l'atmosphère le degré de salubrité nécessaire à la vie, et qu'on fit par-là à l'Italie un rempart de bras vigoureux, d'ames énergiques, au lieu de ces remparts d'eau, qui finiront toujours par ensevelir les assiégés, et ouvrir les portes aux assiégeans ?

Jusqu'alors il est inutile de présenter des vérités sublimes, il est vrai, mais d'une exécution difficile, à des hommes condamnés par le climat au repos et à l'indolence : s'il est plus grand d'être libre, il est plus commode d'être asservi. Que des poëtes, des orateurs, des peintres, des statuaires, consacrent dans les loisirs de la paix, des monumens aux droits de l'homme ; ce n'est pas là ce qui les soutient, car bientôt ils serviraient également à célébrer la tyrannie. Rome et Athènes perdirent leur liberté, au moment même où elles avaient le plus d'orateurs et de poëtes, et Bizance était pleine d'esprit quand les Musulmans mirent fin à l'empire d'Orient.

Nous nous sommes bornés à ces contrées seules pour ne pas être trop diffus ; mais quelque soit le peuple de la terre dont on consulte l'histoire ancienne et moderne, je suis sûr qu'il offrira dans ses diverses époques les mêmes résultats. Arrêtons-nous un instant sur l'Egypte, par exemple. Aussi loin que nous portions nos regards, nous y voyons un peuple heureux dans la paix, formidable dans la guerre, cultivant déjà les arts et les sciences, bien long-temps avant que la Grèce eût le moindre soupçon de sa grandeur future. Nous la voyons encore florissante sous les successeurs d'Alexandre, sous les premiers empereurs romains, sous les Sarrasins, sous les Arabes, puis se flétrir insensiblement, et ne conserver plus d'autres empreintes que celles des fers que lui ont fait porter différens maîtres. Je sais par des voyageurs instruits, venus récemment de l'Attique, que les Grecs ont encore cette pénétration des sens et d'esprit, que Platon leur avait reconnu de son temps : c'est que le climat sec de l'Attique n'a pas changé. D'où vient donc que l'Egyptien d'aujourd'hui ressemble si peu aux Egyptiens d'autrefois, qu'il est même si dissemblable de l'Arabe son voisin, et des autres Africains qui vivent sous les mêmes lois? L'Egypte, étant parcourue par le Nil, et devant toute sa fécondité aux débordemens de ce fleuve, est naturellement un pays humide; mais les vestiges précieux, qui attestent sa grandeur passée, attestent aussi que les gouvernemens d'alors ne négligeaient ni les canaux, ni les chaussées, ni les aqueducs, ni rien de ce qui est nécessaire pour donner un libre écoulement aux eaux, après en avoir retiré tous les services possibles. Depuis que l'avarice, la superstition et la tyrannie se sont emparées de ce beau pays, depuis qu'il est devenu le patrimoine précaire de quelques grands pressés de jouir, ces ouvrages détruits par le temps, n'ayant plus été réparés, les eaux sont restées dans la plupart des endroits sans écoulement: dès-lors l'Egypte a perdu sa splendeur, et elle a vu, habituellement dans son sein, cette maladie terrible, la peste, si peu connue dans ses beaux jours, même du temps du grand Saladin, lors des premières croisades; ce qui prouve assez qu'il y a eu une altération sensible dans son climat.

Combien de fois n'ai-je pas été frappé dans la vallée où je suis né, dans les écoles que j'ai fréquentées, dans les pays que j'ai parcouru, de la différence qu'il y a entre l'entendement des peuples qui habitent les hauteurs, ou des contrées sèches et salubres, et celui des habitans du fond des vallées, ou des terres basses, humides et ombragées, et ce dans le même empire, avec le même gouvernement! Combien les premiers ne l'emportent-ils pas sur les seconds en vivacité, en moyens d'industrie! Les historiens grecs nous apprennent que les plus anciennes villes de la Crète étaient construites sur les flancs des montagnes d'où les habitans descendirent dans les plaines, lorsque les hivers devinrent plus longs et plus rigoureux (1): dès-lors les Crétois cessèrent bientôt d'avoir l'énergie que les lois de Minos et de Rhadamante leur avaient donnée; redoutables alors, l'esprit de conquête fut remplacé par des sentimens bien différens. Lors de l'expédition de Xercès, ils obtinrent de la pythie une réponse qui les dispensait de secourir la Grèce (2). Nous observons de même que les Athéniens n'ont commencé à dégénérer que lorsque Périclès les obligea de quitter les flancs du Mont-Hymette, pour se réfugier dans

(1) Théophraste.

(2) Hérodote.

Athènes (1); car la multitude d'hommes, renfermés dans une ville, donne à l'atmosphère le même degré d'insalubrité que les eaux croupissantes, et est suivie des mêmes effets.

Les animaux eux-mêmes éprouvent aussi-bien que l'homme toute l'influence du climat : on connaît la grande différence qu'il y a parmi les diverses races de chevaux. Nous avons vu que les chevaux italiens sont moins vifs et moins alertes que les chevaux français : ceux des Arabes sont sveltes, adroits, intelligens, infatigables à la course comme leurs maîtres; au contraire, les chevaux des pays humides et des bas fonds des vallées, sont lourds, massifs, et sans intelligence. Que dis-je ? Qu'on conduise dans les hauteurs, dans un air plus pur et plus sec, le cheval qui, naguères, marchait dans la plaine la tête basse et le pas chancelant, on verra bientôt par ses hennissemens et sa démarche dégagée, qu'il partage avec nous la vivacité des sensations que nous éprouvons.

---

(1) Thucydide.

Sans doute, l'homme sensible est encore ému par la variété des sites, et par la majesté des objets qui le frappent parmi les grandes montagnes ; mais l'on ne peut soupçonner d'autre impression sur la brute que celle de l'atmosphère.

Il est donc d'une expérience constante, que l'air vif et pur est l'aliment où les peuples des différentes. nations puisent ce génie et cette physionomie animée, que n'ont pas ceux qui vivent dans un air grossier, et qui a perdu une partie de son élasticité. L'expérience nous suffit ; mais si on en demandait l'explication, nous dirions, d'aprés des faits non moins constans, que l'air des bas fonds contient communément en excès des gaz azote et carbonique ; produits par la décomposition des matières animales, sur-tout dans les endroits marécageux, et par la combustion et la respiration ; que ces gaz, principalement le dernier, forment en grande partie la couche inférieure de l'atmosphère des lieux bas, et la rendent plus capable de dissoudre une grande quantité d'eau. Les lieux élevés, au contraire, paraissent, d'après les phénomènes de la combustion et de la respiration, être plus riches en oxigène ou air vital, qui, uni à la lumière, toujours plus éclatante, toujours plus pure dans un horizon étendu, est sans doute ce qu'entendaient les anciens sages par ce baume de la vie, qui donne le sentiment à nos membres, le mouvement et la prudence à notre cœur (1). Ainsi, l'homme et la nature entière se sentent rajeunis, quand, dans les chaleurs accablantes de la canicule, le tonnerre, grondant tout-à-coup, est suivi de ces pluies rafraîchissantes, qui rendent à l'atmosphère une grande quantité de cet air vital.

On convient cependant, avec un auteur célèbre (2), que la force des institutions humaines triomphe souvent de l'influence du climat : la philosophie a eu des autels dans des contrées où elle n'en a plus, et où il semblerait qu'elle n'eût jamais dû en avoir ; les peuples du midi ont subjugué ceux du

(1) Hippocrate.

(2) David Hume.

nord, comme les peuples du nord ont subjugué à leur tour ceux du midi. Qui ne connaît pas la magie de l'imagination et le pouvoir du besoin ?

Mais cette situation est trop forcée pour pouvoir subsister long-temps ; il est dans la nature humaine que tous les efforts qu'elle fait soient suivis aussitôt d'un entier relâchement. Il ne sera peut-être pas difficile de ramener la tension dans un climat où tout est disposé à l'effervescence ; au contraire, on ne peut rien attendre dans un pays où toutes les puissances physiques favorisent déjà le relâchement : ce qui le prouve, c'est qu'au milieu des révolutions diverses qui ont agité de tout temps le monde moral, les habitans des pays humides sont restés esclaves de leur climat et le sont encore aujourd'hui ; ils ont conservé leurs mêmes habitudes et leur même amour pour le repos, si on en excepte quelques ambitieux qui prennent toujours improprement le nom magique de peuple, et sur lesquels on aurait tort de tracer la physionomie des nations.

L'Histoire nous apprend que de très-petites circonstances ont suffi pour exciter de temps en temps l'indignation des peuples habitant soit les climats chauds, soit les climats froids. Des siècles d'oppression, au contraire, ne font qu'augmenter toujours plus la paresse, l'engourdissement et l'insouciance des habitans d'un sol humide. Il est un peuple, parmi ces derniers, que de puissans motifs réveillèrent jadis, et qui semble faire exception à la règle; où est allé son courage et son amour pour l'indépendance, dès que ces motifs ont disparu? Ne devons-nous pas conclure de là que pour donner de l'énergie aux habitans d'un climat humide, il faut faire précéder de réformes physiques, les réformes morales qu'on se propose d'opérer; que, puisque l'homme social ne doit plus être l'homme de la nature, et qu'il faut pour cela lui changer ses inclinations, on doit aussi changer les dispositions naturelles du climat qu'il habite. Ainsi, les eaux, les forêts, les points de vue, le sol, etc., sont aussi-bien du ressort du législateur que l'entendement des peuples à

qui

qui il veut parler, puisque ces peuples sont identifiés, pour ainsi-dire, avec tous ces êtres qui les ont entourés dès les commencemens de leur existence. En vain se plaindrait-on de l'impuissance des forces morales, si on ne les a pas combinées avec ce que peut comporter le climat, et si on n'a pas dissipé les habitude qu'il a fait naître.

Si tout ce que nous avons dit, et ce que nous dirons encore dans cet Essai, est l'induction fidelle des faits, on apercevra facilement la liaison intime qui doit exister entre les sciences physiques et les sciences morales, pour ne pas mettre l'homme en contradiction avec les lois, et rendre vaines les institutions les plus belles en spéculation. On y concevra aussi que si les gouvernemens, quels qu'ils soient, veulent être riches de l'industrie et de la population de leurs gouvernés ou sujets, il faut qu'ils s'attachent à corriger les vices du climat, qui s'opposent aux progrès de la civilisation, étant démontré, comme je le crois, que tout peuple moins civilisé que ses voisins, en devient tôt ou tard la proie, après avoir été le théâtre des petites passions de quelques particuliers, et de la misère du plus grand nombre : car les temps ne sont plus, où une nation pauvre était également respectée, parce que ses voisins n'étaient pas plus riches qu'elle. J'ai vécu chez ces nations pauvres, dont le misanthrope envie quelquefois la prétendue simplicité pastorale tant chantée par les poëtes : mais je suis revenu de ce rêve ; j'y ai trouvé ces crimes obscurs ignorés des peuples qui ont de l'énergie et de l'aisance ; j'y ai vu, au milieu de la misère, tous les vices du cœur humain, sans aucun de ces agrémens qui les masquent dans les grandes sociétés. J'ai conclu que l'homme à demi civilisé est le plus cruel ennemi de ses semblables, et que l'on n'est le plus en sureté contre les défiances de l'égoïsme, que là où l'homme se trouve ou entièrement sauvage, ou entièrement civilisé. Ainsi, le voyageur *Levaillant* nous raconte que le Hottentot, le Caffre même, qui habitent les contrées les plus reculées de l'Afrique, sont les meilleures gens du monde, tandis que les colons des environs du Cap, les Basters et les Hottentots qui le fréquentent, ont tous les vices de l'homme sauvage et toutes les perfidies de l'homme civilisé.

A supposer même, ce qui arrive assez souvent, que le despotisme ne cherchât à jouir que du présent, je ne vois pas quel avantage il peut trouver à commander à des esclaves dégoûtans de malpropreté, de misère et d'indolence, pour qui il lui faut payer des ministres employés sans cesse à river des fers pour des crimes qui lui sont étrangers! Les temps actuels ont dû lui apprendre que si de pareils sujets portent le joug sans gémir, ils changent également de maître sans s'émouvoir.

Bien plus puissant et plus durable est l'empire, où ceux qui commandent se fortifient de l'amour raisonné d'un peuple qui pense, et des arts qui l'enrichissent : triomphes, conquêtes, politique, tout se perd, tout se précipite sous les pas du temps, dans d'éternels abîmes ; les bienfaits seuls restent et passent dans les siècles les plus reculés. Les victoires des Romains ne font plus aucune sensation aujourd'hui ; au contraire, on tressaillira toujours à la rencontre de leurs robustes et vénérables monumens.

TRAITÉ DU GOÎTRE ET DU CRÉTINISME.

PREMIÈRE SECTION.

CHAPITRE PREMIER.

Du goître et du siége de cette maladie.

§. Ier.

Le goître est une tumeur indolente de la glande *thyroïde*, qui survient principalement aux habitans des vallées placées au pied des Alpes secondaires, et que j'ai nommées, pour cette raison, *sub-sub-alpines*.

§. II.

Il n'est pas inutile de dire un mot de la glande *thyroïde*. Cette glande est un organe considérable de la classe des glandes *conglomerées*, et de la grosseur d'une châtaigne; dans l'état sain, de couleur rouge pâle, placé antérieurement sur les cartilages du larynx nommés *thyroïde* et *crycoïde*, et sur les premiers anneaux de la trachée artère. Sa forme est à-peu-près celle d'une demi-lune alongée, dont les branches latérales embrassent les côtés du cartilage *thyroïde*, et dont le fond appuie sur le cartilage crycoïde et sur les premiers anneaux de la trachée artère. Ordinairement du milieu de ce fond part une troisième branche qui se porte jusqu'à l'os hyoïde.

Elle a des vaisseaux sanguins artériels et veineux assez considérables : on les distingue en supérieurs et inférieurs. Les artères supérieures viennent des carotides, et les inférieures des sous-clavières; les veines supérieures aboutissent aux jugulaires, les inférieures aux sous-clavières. On ne lui connaît pas encore de vaisseaux lymphatiques propres.

Ses nerfs, qui sont en grand nombre, viennent des récurrens et de toutes les paires cervicales.

Chaque petit grain de cette glande renferme un suc, en petite quantité, dans l'état sain, et plus abondant dans les cas d'engorgement. C'est une humeur blanche, muqueuse, de la nature du blanc d'œuf, se durcissant à l'eau bouillante, et se délayant dans l'eau froide.

Tous ces grains sont enveloppés d'une toile celluleuse assez épaisse, qui communique intimément avec le tissu cellulaire du *larynx*, et qui n'en forme qu'une seule glande.

En outre, du bord inférieur de l'os hyoïde, et quelquefois même du bord supérieur du cartilage *thyroïde*, partent quelques fibres musculaires qui s'étendent sur cette glande en s'épanouissant en aponévrose. Ces fibres musculaires sont, de plus, fortifiées par les muscles sterno-hyoïdiens et thyroïdiens.

§. III.

Tel est l'état de la glande thyroïde en santé. Voici comme je l'ai trouvée dans la dissection de trois goîtres d'une grosseur moyenne :

1°. Les veines thyroïdiennes supérieures et inférieures dilatées, et même variqueuses, les artères aussi dilatées ;

2°. Le tissu cellulaire extérieur flasque ;

3°. De ces trois glandes thyroïdes engorgées, une l'était davantage dans ses branches que dans son fond, et *vice versa* dans les deux autres ;

4°. La glande engorgée dans ses branches paraissait divisée en plusieurs glandes toutes unies par la tunique propre de l'organe, laquelle tunique était épaisse, résistante, et d'une couleur de chair noirâtre ;

5°. En ouvrant chaque tumeur, et en exprimant, il en sortait une humeur visqueuse, blanche, se dissolvant à l'eau froide, et se durcissant légérement à l'eau bouillante ;

6°. Néanmoins, du fond d'une de ces glandes, il ne sortit que du sang épaissi ; ce fond même avait plusieurs points sarcomateux.

§. IV.

Quelques auteurs, entr'autres Haller (1), disent avoir trouvé dans la dissection de la glande thyroïde, des substances calcaires et

(1) Physiologie, liv. IX, sect. 1. Larynx.

osseuses : rien de plus possible ; mais cela ne prouve pas que le goître est dû aux eaux séléniteuses, puisque je n'en ai point trouvé dans les goîtres que j'ai disséqués, non plus que M. Billon, très-habile chirurgien de Grenoble, qui m'a assuré n'avoir jamais trouvé dans les goîtres d'autres matières que celles dont j'ai fait l'énumération.

§. V.

Il résulte de ces observations, que la glande thyroïde contient, soit en santé, soit en maladie, une humeur visqueuse de la nature de celles qui servent à lubréfier les parties exposées au dessèchement, et que la stagnation de cette humeur dans ses capsules forme le goître proprement dit. Quel est l'usage de cette glande? Si nous en jugeons d'après sa structure apparente, d'après le grand nombre de nerfs et de vaisseaux dont elle est fournie, d'après son muscle constricteur, qui semble être placé pour servir de pressoir à l'humeur qu'elle renferme, et sur-tout d'après l'analogie, nous conclurons, avec Morgagni (1), qu'elle est destiné à fournir un mucus lubréfiant au larynx et à la trachée artère, sans cesse desséchés par l'air de l'inspiration.

En effet, l'épiglotte et les cartilages arithénoïdes ont *leurs glandes muqueuses ; mais le reste du larynx n'en a point :* il est seulement percé intérieurement de plusieurs petits trous d'où l'on fait sortir, par expression, une humeur lubréfiante. Il est vraisemblable que cette humeur a sa source dans la glande thyroïde ; car la substance du cartilage n'a point de glandes.

Dans une infinité de cas pathologiques, comme je le dirai bientôt, l'air de l'expiration passe évidemment de la trachée artère dans la glande thyroïde : on peut même le faire passer sur le cadavre.

Qu'on prenne un larynx auquel cette glande est attachée, bien lavé et nétoyé avec une légère dissolution de potasse, et ensuite séché, qu'on en bouche exactement l'extrémité infé-

---

(1) Advers. anatom. ep. 1, n°. 26 et alibi.

rieure, puis qu'on adapte au trou de la glotte un tube contigu à une vessie pleine d'air, et qu'on lutte bien l'appareil : en comprimant la vessie, on verra la glande thyroïde augmenter de volume.

La même expérience réussit, quoi qu'à un moindre degré, avec l'alcool. En coupant la glande après avoir comprimé la vessie, on sent distinctement l'odeur de ce fluide.

Ces expériences, jointes à celles de *Lalouette*, par lesquelles ce savant avait trouvé une communication immédiate de la glande thyroïde avec les vaisseaux lymphatiques, qui se portent le long des cartilages thyroïde et crycoïde (1), paraissent prouver que le larynx communique effectivement avec cette glande, quoiqu'il ne soit pas possible de faire passer une soie des trous dont j'ai parlé dans la glande même, à cause, probablement, de l'affaissement qui a lieu dans les solides après la mort. On peut, néanmoins, ne regarder encore cette induction que comme une hypothèse dont je

(1) *Voy.* Haller, Physiolog. liv. IX, sect. 1.

suis obligé de me servir pour expliquer la nature des accidens qui arrivent dans les cas de goître.

CHAPITRE II.

Des pays où se trouve le goître, et des individus qui sont le plus exposés à cette maladie.

§. 6.

On traitera fort au long, dans la troisième section de cet Essai, de la position des pays où le goître et le crétinisme sont endémiques; on les considérera sous tous les points de vue relatifs au sol, aux eaux et aux météores. Quant à-présent, il suffit d'énoncer que le goître est une maladie particulière aux habitans des bas fonds des vallées qui sont au pied des diverses grandes montagnes qui divisent les contrées de l'Europe, et qui sont particulièrement exposées aux vents du sud et de l'ouest.

L'abondance d'arbres fruitiers, entourans

les habitations, une température douce, uniforme et humide, le voisinage des rivières, des torrens, des lacs, des marais, etc.; la fertilité même du sol, et autres choses qui paraissent délicieuses au voyageur qui arrive, rendent précisément les goîtres de la population plus multipliés et plus volumineux.

Dans les temps secs, quand la terre a soif, dans l'hiver, quand tout gèle, si le goître est petit, il disparaît; s'il est gros, il diminue: mais quand les pluies du printemps s'approchent avec la chaleur, le goître reparaît, il augmente avec les pluies d'automne; et si l'hiver est doux et pluvieux, il reste tel. On peut être sûr que cette marche est constante, et ne varie pas.

§. VII.

Le goître attaque plus communément les femmes que les hommes, plus les enfans que les adultes, plus les jeunes que les vieux; enfin, il est plus propre aux constitutions molles, aux fibres lâches, et aux peaux blanches et fines, qu'aux fibres fortes et resserrées, et aux peaux rudes et hâlées.

§. VIII.

Il est en outre plusieurs circonstances pathologiques, qui favorisent la formation du goître dans les pays où cette maladie est endémique. Telles sont :

1°. La grossesse ;

2°. Les affections spasmodiques ;

3°. Les passions d'ame.

§. IX.

Les femmes de ces pays, qui ne sont pas goîtreuses avant le mariage, le deviennent communément dans le temps de la grossesse. Pendant cette époque, le sexe, en général, est disposé à un gonflement du col; le volume de l'utérus, pressant les viscères de l'abdomen et de la poitrine, est nécessairement un obstacle à la libre expansion des poumons: d'où il résulte que l'air n'ayant pas un espace suffisant dans les vessicules bronchiales, s'introduit par les conduits multipliés et desséchés du larynx, et boursoufle la glande thyroïde et tout le tissu cellulaire environnant. On trouve dans les auteurs plusieurs exemples de ces boursouflemens subits du col. J'ai vu plusieurs femmes chez qui ils avaient eu lieu tout-à-coup du soir au matin, et chez qui ils se dissipaient avec la même promptitude; mais dans les lieux, où une cause affaiblissante agit généralement. où le goître est endémique, l'enflure ne se dissipe pas tout-à-fait; elle contribue à affaiblir les solides, et à les préparer à la tumeur humorale, comme nous voyons l'ascite suivre de près la tympanite; et rien de plus commun que d'entendre les femmes dire qu'elle n'ont du goître que depuis qu'elles font des enfans.

On peut joindre à l'infiltration aërienne, comme cause du goître, l'état humide du corps pendant la grossesse. Il est certain que la conception, développant tout le système glanduleux, les glandes du col doivent également s'enfler. Ainsi *Catulle* dit de *Pélée* :

Non illam nutrix orienti luce revisens,
Hesterno collum potuit circumdare filo.

Dans les pays secs, les choses reviennent dans leur état primitif, après l'accouchement; elles restent telles dans les pays à goître.

§. X.

Outre la grossesse, ces gonflemens subits du col ont également lieu dans les accouchemens laborieux, et dans tous les cas d'efforts, où l'on est obligé d'épargner les expirations. Les hommes et les femmes de nos vallées portent eux-mêmes sur la tête et sur les épaules les fardeaux qu'exigent la culture des terres : il en résulte une courbure continuelle de la tête en avant, une respiration précipitée, et une gêne dans la circulation du sang des vaisseaux du col; ce qui dispose également aux engorgemens de ces parties.

§. XI.

Les affections spasmodiques, et les passions d'ame, ne sont pas moins une preuve sensible de la facilité avec laquelle l'air peut passer du larynx dans les parties extérieures du col. On sait que le principal symptôme qu'éprouvent les femmes hystériques, est cette sensation de suffoquation, d'étranglement dans lequel le col se gonfle, et ne permet plus la pression d'aucun vêtement quelque léger qu'il soit : sans

sans doute, le principal siége de ces désordres est dans le tube intestinal, depuis le *rectum* jusqu'à l'œsophage; mais en considérant qu'à chaque répétition du paroxisme, le col, dans l'intervalle, est beaucoup plus gros qu'auparavant, que la glande thyroïde est beaucoup plus sensible et mieux dessinée, on ne peut se refuser à la conviction qu'il y a eu dans ces organes une vraie infiltration forcée du fluide aërien.

Il en est de même des grandes passions d'ame, telles que la joie immodérée, la colère, les grands chagrins, etc. Combien de fois les personnes d'une sensibilité exquise n'auront-elles pas éprouvé qu'alors elles sont obligées de lâcher le collet de leur chemise, qui est devenu trop étroit? Que peut être ce gonflement subit du col, sinon une infiltration aërienne, qui a lieu naturellement dans ces temps de crise morale, où notre respiration est gênée, courte, entrecoupée, et négligée, pour ainsi-dire, par le principe vital tout occupé des troubles de l'imagination?

§. XII.

Cette distension momentanée de la glande thyroïde et du tissu cellulaire, passe avec la cause qui l'a produite, et n'est suivie d'aucun danger dans les pays secs et ventilés, où les solides sont doués d'un ressort suffisant : dans les pays humides et dans les vallées où le goître est endémique, elle est une cause affaiblissante, qui dispose toujours plus à cette maladie.

CHAPITRE III.

Variétés du goître, et symptômes qui le précèdent.

§. XIII.

Le goître est quelquefois très-volumineux ; à peser sept à huit livres : les constitutions faibles et lâches en ont ordinairement un bien plus considérable que les constitutions fortes et vigoureuses, chez lesquelles cette tumeur est beaucoup plus petite et plus circonscrite ; c'est-à-dire, dans ces sujets, le goître n'est qu'un pur et simple engorgement déterminé de la glande thyroïde : au contraire, dans les sujets mous et cacochimes, l'engorgement lymphatique embrasse, non-seulement la glande, mais encore tout le tissu cellulaire du col, qui devient antérieurement d'une grosseur monstrueuse ; alors les jugulaires sont enflées, le visage est d'un rouge livide, et il y a une grande disposition à l'apoplexie.

§. XIV.

Le goître est non-seulement en dehors ; mais encore en dedans, sans que souvent il en paraisse rien extérieurement : on le reconnaît à la voix rauque et à la respiration gênée sans cause manifeste. J'ai trouvé, en ouvrant le cadavre d'un de ces goîtreux, en dedans, qu'une angine pituiteuse avait étouffé, un engorgement considérable dans les amigdales, les glandes arythénoïdes, celles de l'épiglotte, et les ventricules du larynx, et il est vraisemblable que le goître, en dedans, dépend toujours d'un engorgement pareil, dont l'angine, dite pituiteuse, est le dernier degré.

§. XV.

Cette maladie est héréditaire ou accidentelle : les curés de campagne des diverses vallées que j'ai parcourues, m'ont fourni plusieurs exemples de goîtres héréditaires ; j'en ai été témoin de trois, dont un a été recueilli sur un nouveau-né de mes parens, dont le père était crétin, et la mère simplement goîtreuse. On a observé l'ordre suivant dans la propagation du goître :

1°. Si le goître n'est qu'accidentel, et qu'il n'y ait qu'un des parens d'affecté, les enfans ne naissent pas goîtreux.

2°. Ils naissent, au contraire, goîtreux, si, de père en fils, un goîtreux a épousé une goîtreuse pendant deux générations, et dans un pays où le goître est endémique; à la troisième génération, l'enfant qui naît est non-seulement goîtreux, mais il est encore crétin.

3°. Un père faible, mal-sain, rachitique et à demi crétin, marié à une goîtreuse, produit des enfans goîtreux à la première génération.

§. XVI.

Le goître accidentel a souvent lieu de très-bonne heure. J'ai vu un enfant à Saint-Remi en Maurienne, chez qui la maladie s'était manifestée cinquante jours après la naissance; mais l'âge le plus ordinaire est celui de sept, huit, neuf ou dix ans. Long-temps auparavant on peut le pronostiquer aux signes suivans: l'enfant est très-beau; ses yeux sont grands, bleus et vifs; le visage est blanc et vermeil; la peau est fine et délicate; les cheveux sont blonds; la mémoire est active.

A l'époque dont j'ai parlé, tout change: le goître se développe; et à fure et mesure de sa grosseur, les yeux deviennent ternes, le visage s'empâte et prend une couleur d'un blanc mat, les facultés de l'entendement s'obscurcissent: quand la maladie est parvenue à son dernier accroissement, et qu'elle est considérable, l'infortuné goîtreux respire difficilement, et ne peut plus prononcer les consonnes qu'avec peine; son corps basanné et rabougri, cesse de s'accroître: il semble qu'il n'y ait que le col et les épaules qui profitent de la nourriture; les idées restent aussi telles et quelles elles sont nées dans les premières années de l'enfance.

§. XVII.

On peut également devenir goîtreux à tout âge, si l'on vient habiter un pays où le goître est endémique; mais, dès que le corps a pris son accroissement, et que l'entendement est formé, le goître n'influe en rien ni sur l'un ni sur l'autre; chaque partie a alors une force de résistance, suffisante pour s'opposer aux causes générales de relâchement.

§. XVIII.

Telle est la marche de cette singulière maladie : elle est précédée des plus belles apparences, qui s'évanouissent à son approche. Au contraire, les fibres fortes, le teint et les cheveux bruns en sont rarement affligés. Telle est aussi la marche ordinaire de toutes les maladies chroniques, sur-tout des écrouelles, que *Heister, Riolan, Mittermëierus* et *Haller* même ont confondu avec le goître (1), mais à tort, ainsi que je vais le prouver dans le chapitre suivant.

(1) Elém. Physiolog. liv. IX. sect. 1. Larynx.

CHAPITRE IV.

De la différence qu'il y a entre le goître et les écrouelles.

§. XIX.

Le goître et les écrouelles ont quelques nuances communes, mais le fond est bien différent. Nous allons examiner les rapports sous lesquels ces deux maladies se ressemblent, et les points principaux par lesquels elles se distinguent l'une de l'autre.

§. XX.

Comme le goître, les écrouelles sont une maladie endémique ; des pays entiers ont une population écrouelleuse, sans qu'il y ait un véritable goître ; et une contrée peut être entièrement peuplée de goîtreux, sans qu'il y ait de véritables écrouelles. J'ai vu à l'hôpital des incurables à Gênes, environ sept cents écrouelleux, tous natifs du territoire génois, et je n'ai pas vu des goîtres ni à l'hôpital ni dans le pays ;

j'ai vu, au contraire, dans la Maurienne, un très-grand nombre de goîtres et très-peu d'écrouelles.

L'une et l'autre maladies peuvent aussi exister ensemble; car les mêmes causes leur sont également favorables: ainsi, dans le territoire de Genève, on trouve fréquemment cette complication, de même que dans la vallée d'Aoste et dans quelques bourgades du bas Valais.

§. XXI.

Les deux maladies attaquent communément les mêmes constitutions; celles qui sont faibles de sexe, d'âge, d'origine; celles qui ont été affaiblies par des maladies précédentes, ou qui appartiennent à des sujets qui demeurent dans des habitations basses, humides, et qui ont une atmosphère resserrée. Elles se propagent de même par la génération, en suivant le même type; on a observé que tant les écrouelles, comme le goître et le crétinisme, se cachent quelquefois dans deux ou trois générations, pour se manifester de nouveau dans la suivante, avec une très-grande violence.

§. XXII.

Outre ces nuances communes, l'engorgement même de la glande thyroïde peut souvent faire errer dans le diagnostique, suivant la partie de la glande qu'il occupe. J'ai vu, chez des jeunes sujets, le fond de cette glande entièrement libre, et ses deux branches engorgées, formant deux tumeurs latérales, qui montaient jusqu'aux glandes maxillaires, et qui eussent pu être prises pour un engorgement de ces glandes et de celles du col. D'autres fois, ce sont les écrouelles qui, en engorgeant toutes les glandes du col, ainsi que la glande thyroïde, font croire au goître, tandis que cette tumeur, proprement dite, n'existe pas.

§. XXIII.

Mais ces deux maladies ont infiniment plus de caractères qui les distinguent, que de ceux qui leur donnent une ressemblance commune.

1°. Le vice écrouelleux est également répandu dans toute la texture des solides; il attaque, non-seulement les glandes et le système lymphatique, mais encore les muscles, le tissu cellulaire, les ligamens, les cartilages et les os : par-tout il produit, à la longue, des ulcères qui finissent souvent d'une manière fatale pour le malade. Au contraire, le goître, proprement dit, n'est qu'une simple affection locale du col, qui n'entraîne aucune maladie fébrile, aucune suppuration; on ne l'a pas encore vu prendre aucune dégénération qui abrége d'une minute la vie du malade, excepté, lorsque par son volume, il agit mécaniquement.

2°. Il est vrai que les enfans, qui doivent avoir l'une ou l'autre maladie, ont la peau fine, blanche, les yeux bleus, les cheveux blonds, et une apparence de bonnes dispositions intellectuelles; mais celui qui doit être écrouelleux, a, depuis sa naissance, une certaine épaisseur de la lèvre supérieure, qu'on n'observe pas chez les goîtreux : les écrouelleux et les rachitiques continuent à montrer la même sagacité pendant toute leur existence, tandis que le goître est presque toujours suivi d'une stupidité parfaite (§. XVI).

3°. Les écrouelles se manifestent rarement avant l'âge de deux ans, et après la dixième ou la douzième année ; elles disparaissent quelquefois à l'âge de puberté, et quand le tempérament se fortifie : le goître, au contraire, se manifeste souvent dès la naissance ou quelque temps après (§.XV et XVI); et quoique son époque la plus ordinaire soit à l'âge de dix à douze ans, il peut se développer dans tous les âges, sans que la puberté et les autres changemens, qui arrivent au corps humain, le fassent disparaître, à moins de changer de pays.

4°. On a observé qu'on peut devenir goîtreux à tout âge (§. XVII), si on se transporte d'un pays sain dans un pays de goître. Les écrouelles, au contraire, sont nécessairement une maladie héréditaire ; on n'a jamais vu que jouissant d'ailleurs d'une bonne santé, on soit devenu écrouelleux, pour être venu habiter une contrée où il y a beaucoup d'écrouelles.

5°. Enfin, la nature a souvent guéri elle

seule de vraies écrouelles, elle a fait ce que l'art n'a pu encore faire; la nature n'a jamais guéri de goîtres, mais l'art réussit presque toujours, pourvu que le malade change de pays.

§. XXIV.

Telle est la ligne de démarcation tracée entre ces deux maladies, ligne nécessaire à saisir pour un traitement fondé; car je dirai en passant, que quoi qu'il semble, au premier abord que les remédes fondans doivent convenir dans les deux cas, ces remèdes cependant sont désavantageux dans les vraies écrouelles, tandis que dans la cure du goître, ce sont ceux-là qui réussissent le mieux.

CHAPITRE V.

Des diverses opinions qu'on a eu sur les causes du goître.

§. XXV.

Depuis tant de siècles qu'une maladie aussi évidente que le goître existe dans les vallées sub-sub-alpines, on n'a pas manqué de former des conjectures sur la nature des causes qui la produisent : mais il est résulté des diverses opinions qu'on a émises, infiniment plus d'obscurité que de lumière, plus de fausses théories que d'utilité pour les malades qui en étaient l'objet.

Il eût fallu qu'une matière aussi obscure eût été traitée par des savans du pays même, qui eussent employé un certain nombre d'années d'observations, et qui rejettant tout préjugé, eussent joint à un raisonnement exact plusieurs expériences souvent répétées ; mais, loin de là, ceux qui ont écrit sur le goître et sur les crétins n'ont été que des voyageurs, qui n'en ont parlé qu'en passant comme d'une *belle horreur* remarquable, se contentant de raconter quelques traits épars qui n'ont pu leur échapper, ou qui leur ont été communiqués par les gens du pays: il en est résulté, ce qui devait arriver, qu'ils ont jugé à la hâte du général sur quelques faits particuliers; et leur jugement a d'autant plus donné lieu à l'erreur, qu'il était porté par des hommes jouissant d'une juste célébrité.

§. XXVI.

En conséquence, les uns ont décidé que les eaux séléniteuses sont la vraie cause de cette maladie; les autres l'ont attribuée aux eaux de neige, d'autres à des alimens grossiers et de difficile digestion: ces idées ont passé dans les pays de goîtres, où elles n'ont fait ni bien ni mal, parce que les gouvernemens ne s'en sont pas occupés, et que le peuple appelle patience et résignation ce qui n'est que paresse et habitude. Ces écrivains n'ont pas examiné si par-tout où il y a du goître et des crétins, pareilles causes supposées se rencontrent, mais il me paraît qu'ils ont fait ce raisonnement : une telle circonstance se rencontre avec le goître ; donc elle est la cause du goître. Les chapitres suivans sont employés à en prouver la fausseté.

CHAPITRE VI.

De l'eau de neige.

§. XXVII.

L'EAU résultant immédiatement de la neige fondue est une eau très-pure, pareille à l'eau distillée ; elle ne diffère de l'eau ordinaire que par sa plus grande fraîcheur, et par le manque d'une aussi grande quantité d'air atmosphérique. Ceux qui prétendent qu'elle peut causer le goître, induisent probablement de ces qualités, qu'en resserrant par sa fraîcheur les organes excrétoires de la bouche, arrière-bouche et de l'œsophage, elle produit la stagnation des sucs que les glandes de ces parties séparent ou contiennent

nent. Voyons si l'observation est d'accord avec la théorie.

§. XXVIII.

Si les eaux de neige étaient la cause du goître, ceux qui les boivent, au sortir immédiat des fondrières de neige, devraient être attaqués les premiers de cette maladie; mais c'est l'inverse, car dans toutes les vallées qui avoisinent les Alpes, ceux qui habitent le penchant des grandes Alpes, au pied des glaciers, sont agiles, sveltes et généralement exempts du goître. Ainsi, par exemple, dans la vallée de Maurienne, les communes de *Bonneval*, *Bessans*, *Lans-le-Villard*, *Lanslebourg*, *Termignon*, *Bramant* et *Villarodin*, n'ont absolument aucun goîtreux natif du pays.

Au contraire; à mesure que les communes qui suivent s'éloignent des glaciers et des masses de neige des véritables Alpes; à mesure que l'on boit une eau qui a déjà serpenté par les cailloux, les bois et les prairies, et qui est déjà suffisamment imprégnée d'air et de calorique ; à mesure enfin qu'on s'approche de la douce température qui permet à la vigne de croître, on découvre des goîtres. Ainsi, dans la même vallée, les habitans de *Modanne* commencent à en avoir : ceux du *Frenai* en ont de plus, ceux de *St. André* encore de plus ; puis ceux de *St. Michel*, ensuite ceux de *St. Julien* et de *St. Jean*, et successivement toujours plus, jusqu'à ce que la vallée s'élargisse et se termine dans la plaine de la basse Savoie, où les goîtreux redeviennent rares.

§. XXIX.

Ces faits, sans le secours du raisonnement, concluent d'eux-mêmes : donc les eaux de neige ne sont pas la cause du goître.

CHAPITRE VII.

Des eaux dures, comme cause du goître.

§. XXX.

L'ANALYSE chimique a démontré que ce qu'on nomme vulgairement eau dure, n'est autre chose qu'une eau qui tient en dissolution une certaine quantité de sulfate calcaire; et comme il est arrivé qu'on a rencontré des concrétions calcaires dans la glande thyroïde (§. 4.), on s'est imaginé qu'elles pourraient bien être l'effet de l'eau dure dont on s'était servi.

Avant d'attaquer par le raisonnement une opinion aussi absurde, je vais lui opposer l'expérience, que nous devons toujours préférer à l'art trompeur des sillogismes.

§. XXXI.

Il me vint dans l'idée, la première fois que je commençai ce travail, d'analyser dans la vallée de Maurienne, ma patrie, la plus grande partie des eaux dont s'abreuvent ses habitans, tant ceux qui ont du goître, comme ceux qui n'en ont pas. Voici quels furent mes résultats :

Les eaux de la ville de *St. Jean*, de *St. Sulpice*, *St. Remi*, *St. Pierre*, etc., où l'on rencontre infiniment plus de goîtreux que dans le reste de la Maurienne, sont beaucoup plus pures, donnent moins de précipités terreux par les alcalis, et laissent moins de résidu par l'évaporation, que les eaux de la haute Maurienne, où il n'y a point de goître : la chose ne peut même pas être autrement, puisque dans les lieux dont j'ai parlé, on n'emploie que l'eau très-pure de la rivière d'Arc, ou celle de sources vives qui sourdent dans les rochers granitiques qui les circondent.

Au contraire, les habitations de la haute Maurienne, où il n'y a point de goître, sont placées le long d'une vaste carrière de gypse, qui s'étend depuis la base du grand *Mont-Cenis*, jusqu'à *St. André*, dans un espace de sept lieues de poste. Les montagnes mêmes, désignées sous le nom de grand et petit *Mont-*

Cenis, sont entièrement calcaires ; de sorte que les habitations se trouvent placées entre ces montagnes et la carrière de gypse qui, par ses ramifications, communique presque partout avec leur base. Or, les eaux dont on s'abreuve dans ces contrées, passent et filtrent à travers ces blocs gypseux et calcaires, et entraînent, par conséquent avec elles, autant de sulfate calcaire que l'eau froide peut en dissoudre ; néanmoins elles ne produisent pas le goître.

§. XXXII.

Le raisonnement n'est pas plus favorable que l'expérience à l'opinion que nous combattons. On se demande par où passe le sulfate calcaire pour venir se déposer dans la glande thyroïde, sans s'arrêter dans d'autres glandes telles que celle du mésentère, qui sont bien plus à sa portée ?

Il est de fait que les anatomistes ont souvent trouvé dans diverses parties du corps humain des concrétions calcaires ; mais jamais l'analyse chimique n'a fait voir que ces concrétions fussent de sulfate calcaire : on les a toujours trouvées exactement de la même nature que celle des os, c'est-à-dire composées d'acide phosphorique et de chaux. Qu'a de commun ce sel que fabriquent à chaque instant les animaux pour leur charpente, tant ceux qui ne boivent que de l'eau très-pure, que ceux qui boivent de l'eau séléniteuse, avec un sel insoluble, incapable d'être absorbé, d'une nature différente, qui ne se rencontre pas par-tout, et qui n'est mêlé qu'en une infiniment petite quantité avec les alimens, quand il se rencontre?

En effet, on aurait dû observer qu'une eau pour quelque crue qu'elle soit, si elle n'est pas trouble, ne contient cependant que fort peu de sulfate calcaire. Au 20me. degré du thermomètre de Réaumur, ce sel ne se dissout que comme 1.500. Or, il est rare que l'eau ait dans nos vallées, au plus fort de l'été, une température au-dessus de 10 degrés; ce qui fait que le sulfate calcaire n'est dissous que comme 1.1000, ou 3 gr. par livre d'eau.

Il ne paraît même pas que cette petite quantité de sulfate de chaux, que contiennent les eaux crues, entre dans le torrent de la circulation ; car, comme dans les pays de plaine ces eaux sont très-communes, leur usage amenerait dans l'économie animale bien plus de désordres qu'il n'y en a ; il paraît aussi qu'alors ce sel devrait particulièrement être entraîné dans les urines, où l'on découvre tous les sels dont on fait usage, et où l'on n'a jamais trouvé du sulfate calcaire, ou du moins qu'en fort petite quantité, et accidentellement. Il est plutôt à présumer que les eaux crues n'influent que *a posteriori* sur l'économie générale ; que leur action nuisible se borne d'abord aux viscères de la digestion, où elles produisent des langueurs, et qu'ensuite les sels calcaires qu'elles renferment sont précipités hors du corps avec les excrémens.

§. XXXIII.

Nous pouvons donc conclure avec *Cullen* (1) que les eaux séléniteuses ne sont pas la cause du goître.

(1) Matière Méd. t. 1. ch. 5.

CHAPITRE VIII.

Des alimens, comme causes du goître.

§. XXXIV.

C'est une opinion assez généralement répandue parmi le peuple et le vulgaire des médecins, que tels ou tels alimens doivent fournir un chyle plus ou moins grossier, suivant qu'ils sont eux-mêmes plus ou moins recherchés; par conséquent, on est induit à croire que c'est, en grande partie, aux sucs nourriciers, produits par des alimens grossiers, que sont dûs le goître et l'espèce de stupidité qui règnent dans certains pays. Cette opinion est, comme celle que j'ai discutée précédemment, un effet de ces faux jugemens que nous sommes si faciles à porter, quand, sans examiner quelle relation intime il doit y être entre un objet et l'autre, nous nous contentons des relations que ces objets ont avec les impressions qui nous sont les plus familières.

Je vais tâcher de la discuter, et prouver qu'elle n'est pas plus fondée que l'autre.

§. XXXV.

Il est vrai que quelques peuplades de la Maurienne et de la vallée d'Aoste, où l'on rencontre beaucoup de goîtreux et de crétins, vivent une bonne partie de l'année de châtaignes, de pommes de terre, et d'autres alimens de cette nature; mais pour avoir raison d'attribuer leur état à la nourriture qu'ils prennent, il faudrait que ces maladies existassent par-tout où l'on use d'alimens grossiers, et qu'elles n'existassent pas-là où l'on prend une nourriture plus recherchée : le contraire arrive. Dans les lieux élevés de la Maurienne et de la vallée d'Aoste, où il n'y a ni goître ni crétinisme, les habitans ne cuisent leur pain d'orge ou de seigle, que deux fois l'année, à la Toussaints et à Pâques : dans quelques endroits, les plus pauvres y mêlent de la poudre de coquilles de noix, d'autres le fruit du *chinorodon*. C'est avec ce pain brisé à coups de hache, des pommes de terre, des légumes secs, et de la recuite endurcie à la fumée, que le paysan passe son hiver, qui dure souvent neuf mois de l'année. Dans la plupart des habitations suisses, placées au pied des grandes Alpes, l'on ne vit que de fromage et de petit-lait; il en est de même des montagnes d'Ecosse. Les habitans de la Norwège, les Lapons, les Samoïedes et les Eskimaux, n'ont d'autre pain, au rapport de M. Coxe, que celui qu'ils préparent avec l'écorce de sapin. Toutes ces substances sont pour le moins aussi indigestes que les châtaignes; cependant nous ne sachons pas que ni les uns ni les autres de ces peuples soient atteints des maladies dont il s'agit.

Au contraire, dans les villes et bourgades des pays à goître, où il y a sur les tables des alimens plus recherchés, dans les maisons les plus opulentes, on est affligé de la vue de ces malheureux, on trouve des maladies de corps et d'esprit au milieu de l'abondance, après avoir laissé la santé dans le sein de la pauvreté même. Cette seule considération, qui saute aux yeux de tout homme qui a un peu de sens, aurait donc dû depuis long-temps renverser les préjugés ridicules qu'on a sur l'effet des nourritures grossières, et engager les médecins à ne voir, dans les fonctions de la nutrition, que la force ou la faiblesse des puissances digestives.

§. XXXVI.

En effet, un coup-d'œil jeté rapidement sur l'immensité des moyens de nourriture, que la nature présente à tous les animaux pour la conservation des espèces, nous apprend qu'à part les substances terreuses métalliques, salines, résineuses, spiritueuses, narcotiques et aromatiques, tout dans les eaux, sur les campagnes et dans les airs, peut servir de nourriture à l'homme en santé. De l'analyse de ces diverses substances alimentaires, et de celle des excrémens de l'homme sain, il résulte que la matière extractive, la fécule, le gluten et l'huile dont la plupart sont composées, forment la lymphe nourricière, après s'être unies et confondues avec les humeurs animales, tandis que la résine colorante, la terre, les métaux et les sels sont précipités en excrémens avec le superflu de la substance alimentaire et des humeurs digestives.

La fécule et le gluten paraissent être les substances essentielles à la nutrition, puisqu'elles sont si universellement répandues dans la nature; et quoique la substance glutineuse, soit de la plus grande importance dans le corps vivant, étant la matière de la fibre organisée et le siége de l'irritabilité, il n'est pas toujours nécessaire qu'elle se trouve, dans les alimens, toute formée : on la rencontre chez tous les animaux qui ne vivent que de fécule; d'où l'on peut conclure que la fécule seule est absolument nécessaire, et que c'est avec elle que le pouvoir vital travaille à chaque instant ce gluten admirable, par lequel il subsiste.

Avec la fécule seule, devenue successivement *chyme*, *chyle*, *lymphe* et *sang*, chaque organe animé forme ici la fibre musculaire; là la fibre cérébrale et nerveuse, et là la fibre osseuse, etc., sans qu'on observe (à égalité de santé) de notable différence entre le sang de l'Américain, qui ne vit que de *manioc*, et celui du Lapon, qui dévore l'écorce d'arbres; entre le sang du forçat, qui ne vit que de pain grossier et de féves, et le sang du grand de la terre, qui ne mange que des perdrix. Au moyen de la fécule élaborée et atténuée par la force vitale et les sucs digestifs, chaque organe doué, comme le disait *Bordeu*, d'une force assimilatrice qui lui est propre, conserve la forme qu'il a eu dès les commencemens des siècles, toujours semblable à lui-même, et toujours dissemblable de son voisin; tandis que toutes ses parties se renouvellent, son ensemble ne change jamais.

§. XXXVII.

Or, je le répète, la fécule se trouve dans toutes les substances végétales, à la différence seule qu'il est plus ou moins facile de l'extraire, qu'il faut plus ou moins de forces pour la sortir de ces cellules, et les châtaignes et autres alimens appelés grossiers, en contiennent une très-grande quantité qui s'extrait, il est vrai, un peu difficilement; en quoi encore nous devons admirer une Providence éternelle qui a mis en tout une juste compensation.

§. XXXVIII.

C'est-à-dire, il faut à l'homme robuste, et qui a des forces digestives considérables, un aliment plus grossier qu'à l'homme faible et doué de moins de vie ; ce dernier a besoin d'alimens où le gluten soit déjà tout formé : ainsi le pain de froment et les nourritures animales lui conviennent beaucoup, parce qu'elles lui épargnent les forces que le pouvoir vital est obligé d'employer pour changer la fécule en gluten, et il lui en faut un moindre volume pour s'entretenir. Il n'en est pas de même de l'habitant des montagnes, de l'ouvrier laborieux; si, au lieu d'alimens grossiers et pris en quantité, ils vivaient de substances animales fraîches et de pain de froment, il leur arriverait de deux choses l'une ; ou qu'ils mangeraient toute la journée pour être toujours lestés, et alors la vie serait courte; ou bien leurs forces coctrices n'étant occupées que d'alimens pris avec modération et faciles à digérer, les feraient bientôt tous passer par la transpiration insensible, et le corps se trouverait à chaque instant vapide et insuffisant aux fonctions qu'il doit remplir.

Tout est donc compensé au mieux : celui qui prend une nourriture grossière et qui n'en peut pas avoir d'autre, a des forces coctrices suffisantes pour la changer en sa propre substance ; et celui qui n'a que des forces coctrices médiocres prend une nourriture fine et déjà élaborée, mais le sang et la nutrition qui en résultent, sont toujours les mêmes.

§. XXXIX.

Tel est le point de vue sous lequel le philosophe considère la digestion et la nutrition qui s'opèrent chaque jour dans l'homme sain ; cet ordre n'est jamais renversé qu'aux dépens de la santé. Si l'homme délicat vit d'alimens grossiers, son estomac sera bientôt attaqué de dispepsie, et l'ensemble de l'économie animale éprouvera tous les effets destructeurs des mauvaises digestions ; mais combien il aurait tort de condamner, pour tous les hommes, ce qui n'est mauvais que relativement à lui ! Comment ceux qui ont attribué à la nourriture le gonflement de la glande thyroïde, n'ont-ils pas réfléchi que ses effets sont généraux, et qu'ainsi que je l'ai dit des eaux crues, toutes les autres glandes devraient être engorgées avec celle-là ?

CHAPITRE IX.

Conjecture sur la cause éloignée la plus probable du goître.

§. X L.

PUISQUE le goître est également la maladie de ceux qui boivent de la bonne eau, comme de ceux qui boivent des eaux *séléniteuses*, de ceux qui prennent de bons alimens, comme de ceux qui n'usent que d'alimens grossiers, et puisqu'il attaque également des personnes saines qui viennent habiter le pays où il est endémique, il est évident que ce ne sont pas des circonstances particulières qui le produisent, mais qu'il tient à une cause généralement répandue dans certaines contrées.

Comme le crétinisme ne se trouve que là où il y a du goître, qu'il marche de paire

avec

avec cette maladie, et que je le présume n'en être que l'effet immédiat, ayant pour cause éloignée la même cause que le goître, je renvois à la troisième section de cet essai le détail des recherches que j'ai faites pour découvrir les causes de ces deux maladies; j'en dirai seulement un mot, dans ce chapitre, afin de pouvoir établir quelques principes sur la cause prochaine du goître.

§. XLI.

Avant de donner ma conjecture sur la nature de cette cause éloignée, je vais remettre sous les yeux du lecteur le tableau des lieux où le goître est le plus fréquent.

En parcourant les pays où cette maladie est endémique, on ne la trouve ni sur les hauteurs, ni dans les grandes plaines ouvertes de toute part; mais dès qu'on arrive dans un berceau étroit et profond, creusé par un torrent, dont l'eau qui s'est filtrée par-ci, par-là, a formé un terrain marécageux; dès qu'on entre dans des vallons étroits et creusés profondément, où la chaleur est concentrée et où le sol, favorable à la végétation, est garni d'arbres à fruits, ou recouvert de marécages, on découvre tout de suite des figures humaines empâtées, goîtreuses et crétines plus ou moins. Dans les voyages que j'ai faits à ce sujet, j'ai trouvé par-tout la même chose : dans la Maurienne, la Tarentaise, le Chablais, le Faucigni, le duché d'Aoste, le Valais, la haute Provence, le Dauphiné, etc., etc., je n'ai vu de goîtreux que là où sont des arbres à fruits en abondance, ou bien des marécages, ensemble, avec la dimension étroite et enfoncée du local : à mesure que je m'élevais dans les montagnes, ou que je descendais dans les grandes plaines, le goître devenait moins commun. Ainsi, par exemple, dans la Maurienne, depuis *Aiguebelle* jusqu'à *Modanne*, il y a beaucoup de goîtres, et jusques-là on cultive les arbres à fruits. Depuis *Modanne* jusqu'au *Mont-Cénis* le sol ne leur étant plus propre, on ne voit qu'une étendue de terrain à nud, et que des sapins sur les hauteurs. De même, l'on ne trouve plus de goîtreux dans tout cet espace, à moins qu'il n'en soit venu des lieux bas.

Ainsi, dans le Valais, la partie du bas Valais la plus recouverte d'arbres à fruits, telle que Sider, Sion et leurs environs, est la plus affligée du goître et du crétinisme, tandis qu'à mesure que la vallée s'évase, et qu'on n'est plus exposé à la réverbération des rochers voisins, ces deux maladies disparaissent à un tel point, qu'il semblerait que la nature ait elle-même autorisé le haut Valais à dominer sur la partie basse du pays, etc., etc.

§. XLII.

De l'examen méthodique que j'ai fait de l'atmosphère des cantons de ces vallées, où le goître et le crétinisme sont endémiques, il m'est résulté qu'il tient habituellement en dissolution une plus grande quantité d'eau que l'atmosphère des autres pays. Je prouverai cet état de l'air par la description topographique de ces vallées, en général; par des observations hygrométriques comparatives, par les maladies auxquelles les habitans sont le plus sujets, et par la considération de leur constitution physique et morale, généralement indolente et paresseuse.

A cette humidité atmosphérique se joint en printemps, en été et en automne, une grande chaleur, occasionnée par la réverbération des rocs qui forment les cloisons de nos vallées basses; d'où résulte une chaleur humide qui fait de ces vallées des espèces de bains de vapeurs.

§. XLIII.

C'est dans cet état permanent de chaleur et d'humidité de l'atmosphère des vallées, que je pense que peut résider la cause éloignée du goître et du crétinisme. Les raisons suivantes paraissent servir d'appui à cette opinion :

1°. Le goitre est plus familier aux tempéramens faibles qu'à ceux qui sont robustes; plus aux femmes qu'aux hommes, aux enfans qu'aux adultes; plus aux adultes qu'aux vieillards. Or, l'on sait que l'humidité agit davantage sur les premiers que sur les derniers, d'autant plus que ceux-ci sont d'eux-mêmes sujets aux maladies muqueuses que l'air humide favorise de plus en plus;

2°. Cette maladie augmente, en printemps, quand les arbres prennent leurs feuilles, et elle diminue sur la fin de l'automne, lorsqu'ils s'en dépouillent, c'est-à-dire, lorsqu'il y a le moins de foyers d'humidité ;

3°. Elle diminue davantage si la saison de l'hiver est froide et sèche, et *vice versa ;*

4°. Le goître et le crétinisme suivent exactement, ainsi qu'on le verra, les proportions d'humidité que l'on observe sur l'hygromètre ;

5°. On verra aussi que si ces deux maladies ne sont plus aussi fréquentes dans certains pays, c'est précisément là où il est arrivé une diminution notable dans le nombre des causes qui fomentent l'humidité ;

6°. Enfin, il est arrivé que tandis que je fesais des recherches sur la cause de ces maladies, dans la Maurienne et la vallée d'Aoste, le docteur Villars, médecin de Grenoble, travaillait également sur le même sujet dans le *Champsaur* et le *Val-Godemar ;* et sans nous connaître et nous communiquer, nos résultats et nos opinions se sont trouvés exactement les mêmes.

CHAPITRE X.

De la cause prochaine du goître.

§. XLIV.

L'EXCÈS d'humidité atmosphérique des pays à goître, et la proportion du nombre de goîtreux en raison directe de cet état de l'air, sont pour moi deux faits très-positifs. (*Voyez* l'art. 120).

Je suis également fondé à considérer le relâchement du tissu de la glande thyroïde, et l'affaissement de ses conduits mucifères, comme la cause prochaine de cette maladie; et d'après le rapport que cet état pathologique a avec la cause éloignée supposée (§. XLIII.), je suis disposé à le considérer comme l'unique effet de cette cause.

§. XLV.

D'abord, il est évident que l'effet nécessaire d'une atmosphère humide est de relâcher les corps qui y sont plongés, et sur-tout leurs parties extérieures : or, la glande thyroïde est une de ces parties extérieures qui sont le plus exposées à son action ; donc cette glande en sera relâchée à chaque instant. Mais un relâchement n'a jamais lieu sans tumeur ; donc cette glande doit être tuméfiée.

Une autre circonstance concourt également à cette tuméfaction, sinon on serait en droit de demander pourquoi les autres glandes extérieures ne seraient pas aussi tuméfiées : c'est l'affaissement des conduits excrétoires de la glande thyroïde qui aboutissent dans le larynx et la trachée-àrtère.

En supposant exactement vrai ce que nous avons dit des usages de cette glande (§. V.), on ne peut se refuser à l'idée qu'un air constamment humide est très-propre à diminuer le ton et l'élasticité des conduits mucifères, et à en causer à la longue l'affaissement. Mais le *mucus* se séparant toujours et s'accumulant toujours dans des cellules affaiblies, et n'ayant plus aucune sortie, il en doit résulter une tuméfaction qui n'aura pas lieu dans les autres organes qui ne sont pas ainsi constitués. Dans les commencemens, les vaisseaux absorbans peuvent remplacer les conduits excrétoires; dans la suite, le même principe d'affaissement agit sur eux, et la tumeur de la glande thyroïde devient à la longue très-exactement une tumeur squirreuse, qui n'était naguères qu'hydropisie enkistée.

Telle est la théorie de la formation du goître: d'un côté le relâchement et la dilatation du tissu cellulaire et musculeux de la glande thyroïde: de l'autre l'atonie et l'oblitération subséquente de ses conduits mucifères, occasionnées par l'action d'un air constamment humide.

§. XLVI.

En effet, les hommes ont besoin d'un air sec et irritant pour les dégager de ces mucosités que la nature a mises comme en réservoir dans les organes de la voix pour en conserver la souplesse; dès que cet air nous manque, les glandes des arythénoïdes, de l'épiglotte et des sinus vocaux sont bientôt engorgées; quand ce défaut n'est qu'un accident, l'enrouement dure peu. Dans les pays humides, au contraire, il dure toute la vie, son excès est le goître en dedans (§. XIV.), son *minimum* est le manque de voix.

La voix n'est pas un indice indifférent de l'état hygrométrique de l'air qu'on respire : son intensité dépendant de l'élévation ou de l'abaissement, du resserrement ou de la dilatation du larynx, d'où suit la tension ou le relâchement des cordes vocales, elle doit être entièrement soumise aux modifications de l'air. Ainsi, rien n'égale la voix aigue des bergers, et nous sommes tous capables d'augmenter d'un octave, avec eux, sur les montagnes, tandis qu'il ne nous est permis que d'émettre des sons graves dans les plaines humides ; observation qu'avait déjà faite Hippocrate, lorsqu'il dit : *Gravi etiam voce preditos esse et raucos, consentaneum ut plurimum probter aerem qui est impurus istic ac morbosus, etc.* (1). Ne semble-t-il pas qu'il ait voulu parler des pays à goître ?

(1) De AErib,. aq. et loc. cap. II, ad finem.

§. XLVII.

Je ne crois pas, au reste, qu'on puisse nier l'action relâchante de l'air humide sur les organes dont il s'agit; ne se fait-elle pas sentir sur la membrane pituitaire, sur les sinus maxillaires, frontaux, sur les follicules des paupiéres, sur les organes qui séparent le *cérumen* des oreilles ? N'agit-elle pas sur tous les solides qu'elle dispose au rachitisme, aux écrouelles, et à tant d'autres conjestions froides, si fréquentes dans les vallées, et dont elle entretient pendant toute la vie les ulcères aux articulations ? Si l'air agit si puissamment sur des organes qu'il ne fait pour ainsi-dire qu'environner, comment lui refusera-t-on une influence notable sur ceux du larynx, qu'il pénètre pendant toute la vie, où il se renouvelle à chaque instant ? Cela est si vrai, que dans les pays à goître, on se mouche et on crache plus que par-tout ailleurs; et plus que par-tout ailleurs l'usage du tabac y est nécessaire.

§. XLVIII.

On a objecté que si l'humidité de l'atmosphère était la cause du goître, tous les pays humides devraient produire cette maladie, surtout les plaines d'Italie, où l'on cultive le riz.

J'ai vu les rizières et leurs malheureux cultivateurs, et je n'y ai point vu de goîtres, mais bien des maladies du principe vital même, où la fibre animale avait perdu une partie de son irritabilité, et l'entendement toute son énergie.

Il y a une grande différence entre l'humidité produite par l'émanation des rizières et des marécages, et l'humidité qui n'est que de l'eau pure en dissolution. La première est accompagnée d'un gaz délétère, produit par la décomposition des animaux et des végétaux, le gaz hydro-azote, qui agit de suite sur les nerfs comme un poison subtil dont nous ne connaissons pas l'affinité chimique avec le pouvoir vital; la seconde, au contraire, n'agit que par une force méchanique très-connue, puisque ses effets sont les mêmes sur la fibre morte comme sur la fibre vivante, en déduisant pour celle-ci la réaction que leur oppose le pouvoir dont elle est douée.

Les rizières elles-mêmes et les lieux marécageux de l'Italie, offrent un exemple de cette différence. Ce n'est pas quand les terres sont couvertes d'eau, que le climat est le plus dangereux : comme l'horizon est vaste, et que les vents soufflent de toute part, on n'éprouve alors d'autres incommodités que quelques rhumes ; mais les terribles fièvres rémittentes et intermittentes malignes commencent leurs dégats, quand on a détourné les eaux pour faire la moisson, et que la chaleur du soleil et les vents du sud font évaporer ce qui reste d'humidité, et remuent les cadavres mélangés avec le limon.

D'ailleurs, les moissonneurs du riz sont presque tous montagnards, et ils ne sont employés à ce travail que tout au plus deux mois de l'année, après lesquels ils retournent chez eux. Ils ne sont donc pas plongés assez longtemps dans l'humidité pour devenir goîtreux ; au lieu que les habitans des vallées sont dans un bassin étroit, environné d'une atmosphère toujours humide, où il y a sans cesse des causes qui entretiennent l'humidité; ce qui est bien différent d'un pays de plaine ouvert de toute part, très-ventilé, et nécessairement sec dans les grandes chaleurs de l'été. Je reviendrai encore une fois sur la même matière.

§. XLIX.

Comme la quatrième section de cet Essai sera employée à exposer les moyens généraux capables de prévenir le goître et le crétinisme, je n'en parlerai pas ici; mais je passerai de suite aux remèdes que la médecine, tant interne qu'externe, nous présente pour la guérison du goître.

Quelque soit le mérite des idées que j'ai présentées sur la cause prochaine et éloignée du goître, il n'en est pas moins vrai que la cure la mieux établie de cette maladie est fondée sur la théorie de la cause prochaine que j'ai établie, et que ce que je dirai, d'après l'expérience, sur les moyens de le prévenir, s'accorde parfaitement bien avec la cause éloignée supposée.

CHAPITRE XI.

Cure médicale et chirurgicale du goitre.

§. L.

L'ÉPONGE de mer, l'écarlate, les coquilles d'œufs, et autres substances analogues, réduites en cendres, puis mises en pastilles, ont été de tous les temps les remèdes usités pour guérir les goîtres commençans; ce genre de traitement, déjà employé avant que la chimie eût annoncé que les alcalis sont les véritables dissolvans de la lymphe, se trouve parfaitement d'accord avec les principes, puisqu'il ne résulte, de la combustion de ces substances, qu'un charbon contenant abondamment des sels calcaires et alcalins très-âcres.

§. LI.

Comme toutefois l'on a observé (je ne sais trop si c'est avec fondement) que l'éponge, entièrement calcinée, affaiblit l'estomac et augmente les fleurs blanches, *Herrenschwand*, médecin de Berne, a conseillé de se servir, uniquement, de l'éponge non calcinée, en décoction, avec assurance d'un égal succès; et quant à moi, je préfère de me servir de l'éponge à demi-calcinée, mêlée avec du miel et de la canelle en poudre, dont on fait un opiate pour en prendre, trois fois par jour, gros comme une noisette; ce qu'on continue jusqu'à entière disparition du goître, c'est-à-dire, pendant quinze à vingt jours.

Le savon en pilules a eu aussi quelques succès, ainsi que les eaux alcalino-sulfureuses artificielles. J'ai ainsi vu disparaître un engorgement du col des plus considérables par l'usage journalier de trente grains de sulfure de potasse, dissous dans une pinte d'eau.

§. LII.

Ces remèdes sont beaucoup plus efficaces, quand on les accompagne des précautions suivantes: 1°. Les faire précéder par une purgation qu'on répète tous les huit jours, jusqu'à parfaite guérison; 2°. Se tenir toujours le col chaud et bien couvert; 3°. Ne pas avaler le remède tout-à-coup, mais insensiblement, en le tenant dans la bouche aussi long-temps qu'on le peut; 4°. Ne commencer à en faire usage qu'au déclin de la lune, puisque, suivant les observations de *Méad* et de *Herrensckwant*, il paraîtrait que les remèdes contre les tumeurs enkistées opéreraient avec plus de succès, pendant ce temps-là, qu'en tout autre temps. Je n'ai jamais vérifié ce dernier fait par moi-même, quoiqu'il m'aye été confirmé par divers praticiens, parce que je n'en aperçois pas la raison; je l'indique néanmoins, car je sens que le médecin ne doit rien négliger de ce qui ne peut pas nuire, pour achever heureusement la cure d'une maladie pour laquelle on peut, sans danger, recourir à un temps d'élection; 5°. Si on veut éviter la récidive, il faut absolument changer d'air, c'est-à-dire, se transporter dans un air plus vif et plus sec : c'est ainsi que je me suis guéri de cette maladie, après en avoir été affecté jusqu'à l'âge de quinze ans.

§. LIII.

On se demande comment l'éponge calcinée opère,

opère-t-elle pour guérir le goître; car la difficulté n'est pas levée, en disant que les alcalis dissolvent la lymphe, il faut encore les mettre en présence, pour qu'ils opèrent cette dissolution? Aussi quelques médecins, peu contens de l'explication qui fait faire aux fondans tout le chemin de la circulation, pour les faire parvenir à l'endroit donné, ont-ils attribué cet effet à la sympathie des nerfs de l'estomac avec ceux de la partie affectée, comme serait celle de la huitième paire avec les nerfs récurrens dans le cas présent. D'autres pensent qu'il se peut que la présence seule des remèdes imprime un ton, une manière d'être aux parties voisines, qui changent et modifient leur irritabilité.

Pour nous, sans nous arrêter ni à la louange ni au blâme de ces opinions, nous pensons, d'après l'inspection des *Tables anatomiques* de *Mascagni*, d'après les effets du mercure, administré suivant la méthode de *Clarke*, et sur-tout d'après la promptitude avec laquelle les tablettes pour le goître guérissent cette maladie, si on a soin de les garder long-temps à la bouche; nous pensons, dis-je, que la connaissance de la disposition et de la marche des veines lymphatiques absorbantes de l'arrière-bouche, suffit pour décider cette question, et nous persuader que ces remèdes sont absorbés immédiatement, et portés dans la glande thyroïde.

Quoi qu'il en soit, au reste, le *comment* nous fût-il inconnu, il suffit au praticien que l'effet soit certain.

§. LIV.

Il est des cas où l'on ne peut pas administrer des remèdes intérieurement, comme quand l'on a à faire à des enfans difficiles, ou lorsqu'ils sont contre-indiqués, comme chez les femmes grosses, vaporeuses, affectées de douleurs d'estomac ou de fleurs blanches: on peut recourir alors à d'autres moyens, qui, quoique plus longs, ne laissent cependant pas d'avoir des succès. Tels sont les frictions sur la tumeur, tantôt avec de la flanelle imbibée de la vapeur d'encens ou de macis, tantôt avec du savon, et tantôt avec de l'huile camphrée, comme le propose *Underwood.* Les petits chiens épagneuls sont assez sujets à cette maladie, et il est certain que j'en ai vu guérir plusieurs par le simple usage des frictions.

On peut aussi employer une plaque élastique de la largeur de la tumeur, attachée par derrière avec des rubans, laquelle, comprimant insensiblement la tumeur sur laquelle elle est moulée, doit nécessairement en diminuer le volume. Ainsi, soit par le secours de cette plaque, soit par celui des frictions, les femmes enceintes des pays à goître pourraient se préserver de cette maladie, en y ajoutant l'exercice journalier, et le soin de se priver autant qu'elles le pourraient d'alimens liquides, et de tout ce qui peut favoriser le relâchement.

§. LV.

Cependant ces divers remèdes ne sont efficaces que quand le goître n'est ni trop ancien, ni trop volumineux, ni squirreux; dans ces derniers cas, on est forcé de recourir aux opérations de la main, comme nous voyons que *Celse* l'indiquait déjà : les opérations de la main consistent dans l'extirpation de la tumeur, et dans l'emploi d'un seton médicamenteux.

L'extirpation ne convient que dans un seul cas ; c'est quand la tumeur est formée d'un seul kiste détaché, pendant au-devant du col, plus étroit à sa base qu'à son sommet. Dans toute autre circonstance, par exemple, quand le goître est divisé en plusieurs kistes, qu'il n'y a qu'un engorgement considérable aux cornes de la glande, qui laisse un vide au milieu pour s'étendre jusques sous la mâchoire supérieurement, et à la clavicule inférieurement, et quand la tumeur est recouverte de gros vaisseaux qui paraissent variqueux, alors il n'est pas prudent d'en tenter l'extirpation, parce qu'elle est environnée de trop de dangers.

§. LVI.

Dans le cas où elle convient, voici comment la pratiquait le célèbre Desault à l'Hôtel-Dieu de Paris. On met d'abord à découvert la glande thyroïde par une incision cruciale à la peau, puis on fend la tumeur, ayant soin de lier les vaisseaux artériels un peu considérables, à mesure qu'il s'en rencontre. La tumeur étant ouverte, on voit si le kiste est squirreux, ou s'il ne l'est pas encore; dans le premier cas, on l'emporte en le détachant peu-à-peu de ses alentours, et en faisant des ligatures à mesure qu'il se rencontre des artères; dans le second cas, en plongeant les doigts dans le kiste, et en comprimant légérement de chaque côté, on en détache la lymphe épaissie, qu'on extrait en grumeaux, ou on la fait sortir, si elle a encore quelque fluidité; et, pour prévenir le nouveau remplissage du kiste, on détruit tout le tissu cellulaire qui se trouve entre la glande et la peau, laquelle se cicatrisant sur le kiste, s'oppose efficacement à une nouvelle dilatation; on recouvre la plaie de l'appareil approprié, et on lui substitue, sur la fin, un emplâtre astringent.

Indépendamment du danger de l'hémorragie, on court risque aussi dans cette opération d'endommager soit les nerfs récurrens, soit les muscles sterno-hyoïdiens; ce qui prouve que l'on ne doit y employer qu'une main savante et exercée.

§. LVII.

Ces dangers ne sont cependant pas toujours aussi imminens, pour devoir détourner absolument de l'opération, dans les cas d'une grande difformité ; car il est positif qu'elle a souvent réussi entre des mains téméraires et ignorantes. Des individus attaqués d'un goître embarrassant, se le sont coupé dans l'ivresse ; il a été emporté à d'autres par un coup de sabre ou de couteau. Un barbier, au rapport de *Paradin*, dans sa *Chronique de Savoie*, emporta très-heureusement à sa femme un goître énorme qui la défigurait. Un opérateur audacieux et souvent heureux, de Marseille, nommé *Giraudi*, en a emporté deux à ma connaissance, avec le plus grand succès : combien donc on doit être encore plus confiant, quand l'on peut s'entourer de toutes les lumières de l'art !

§. LVIII.

L'opération du seton doit être préférée toutes

les fois que la tumeur n'a pas les conditions propres à l'extirpation. On prend pour cela une mèche composée de plusieurs fils enduits de quelque substance fondante ; on la passe de haut en bas par le milieu de la tumeur, ayant soin d'éviter le voisinage des gros vaisseaux et des nerfs récurrens, qui rampent le long du kiste, quand il est très-volumineux. Si la tumeur est en plusieurs lobes, on multiplie les setons autant de fois qu'il y a de lobes : à fur et mesure que la tumeur diminue, on ôte un fil du seton, et ainsi successivement jusqu'à ce qu'elle soit entièrement dissipée.

§. LIX.

Le seton a un très-grand avantage sur les autres temèdes, dans les tumeurs froides et enkistées : 1°. Il défend la plaie intérieure du contact de l'air ; 2°. il porte les médicamens actifs, là seulement où on les desire ; 3°. à mesure que la tumeur diminue, la plaie se ferme aussi, parce qu'on diminue la grosseur de la mèche à mesure qu'elle opère ; 4°. le tissu cellulaire se consumant par des lignes longitudinales, il s'ensuit que la cicatrice forme une bride serrée de haut en bas; d'où elle devient beaucoup plus ferme, avec peu ou point de difformité, et sans crainte de récidive.

DEUXIÈME SECTION.

Du crétinisme complet et incomplet ; de sa cause prochaine et de sa propagation.

CHAPITRE PREMIER.

Histoire du crétinisme complet.

§. LX.

Ici on ne reconnaît plus l'homme. Frappé dans ses caractères distinctifs, la pensée et la parole, ce n'est plus ce maître de la terre, qui calcule l'immensité des cieux, et qui en décrit les mouvemens ; c'est le plus faible de tous les êtres vivans, puisqu'il est même incapable de pourvoir de lui-même à sa subsistance. Ce n'est plus cette physionomie animée, cet œil superbe, où se peint la volonté ; c'est un visage muet, semblable à ces vieilles pièces de monnaie, dont l'usage a effacé l'empreinte.

Tels sont ces infortunés, si communs dans nos vallées, que l'on a nommés *idiots, stupi-*

des, *crétins*, dont M. *de Saussure*, et avant lui, M. *Coxe*, ont dessiné quelques traits, auxquels j'ajouterai ce qu'ils ont oublié, ou ce qu'ils n'ont pu décrire, parce qu'ils ne les ont vu qu'en passant; au lieu que nous, compatriote de ces malheureux, et ayant vécu au milieu d'eux, nous avons été plus à même d'observer ce qu'il y a de constant et d'invariable dans cette monstruosité de l'espèce humaine. Nous allons donc les suivre, afin d'en donner une connaissance plus exacte, depuis la naissance jusqu'à la mort.

§. LXI.

La plupart des enfans qui doivent être crétins, naissent avec un petit goître de la grosseur d'une noix. Ceux qui n'ont pas de goître ont pourtant des caractères auxquels on reconnaît qu'ils seront dans cette classe : ils sont bouffis, volumineux, sur-tout quant à la tête et aux mains : quelques-uns naissent hydrocéphales ; ils sont moins sensibles que les autres nouveau-nés à la première impression de l'atmosphère ; ils tètent difficilement, dorment beaucoup, et ont toujours un air endormi. A l'âge où leurs contemporains commencent à prononcer quelques mots articulés, ceux-ci n'émettent que des voyelles sans consonnes, et tel est leur langage durant toute la vie. A l'époque où les autres enfans commencent à se servir de leurs mains pour porter les alimens à la bouche, les petits crétins en sont incapables, et l'on est obligé, souvent jusqu'à l'âge de dix à douze ans, de leur enfoncer les alimens liquides ou mâchés jusques dans le gosier : ils ne sont pas moins tardifs à marcher, quoique leurs extrêmités inférieures aient déjà acquis un grand volume. Jamais rians, toujours têtus et mutins, il n'y a que la tendresse maternelle qui puisse les supporter.

§. LXII.

Leur tête ne croît pas en proportion du reste du corps ; elle est, en général, petite, plate au sommet, les points d'ossification sont très-rapprochés, les tempes écrâsées, la tubérosité de l'occiput peu saillante, et le visage plat et quarré. Les yeux sont petits et très-enfoncés dans la tête, quelquefois, au contraire, très-protubérans ; en général, le regard des crétins est fixe, égaré, avec un air d'étonnement. La poitrine est ordinairement plate et étroite, les doigts des mains sont minces et longs, avec les jointures peu marquées ; la plante des pieds est large, quelquefois recourbée, et le plus souvent le pied se porte en dehors ou en dedans.

§. LXIII.

Le crétin devient pubère plus tard que les autres, et alors les organes de la génération acquièrent un grand volume, ce qui rend l'individu très-lubrique, et, comme le singe, très-enclin à l'onanisme. Il semble que la nature ait employé au développement de ces organes, ce qu'elle a refusé à celui du cerveau. A cette époque aussi l'individu commence à marcher, mais sa loco-motion n'est pas considérable ; vous ne le voyez jamais retourner qu'aux endroits où il a trouvé sa nourriture, au coin du feu, ou à la place où il a été une fois échauffé des rayons du soleil : ces lieux et son grabat sont pour lui le monde entier. En chemin, il va droit au but, il ne sait pas éviter les obstacles ni les dangers; il ne saurait prendre une autre route que celle qu'il a accoutumé: sa démarche est chancelante, le corps tremble sur les extrémités, les bras sont pendans, excepté lorsqu'il est assis. Alors il promène toujours ses mains sur un morceau de bois, les joint souvent ensemble, et les porte ainsi à son visage.

§. LXIV.

Arrivé au terme de son accroissement parfait, qui est ordinairement de quatre à cinq pieds, la peau du crétin devient brune, on l'appelle alors maron. Avant ce terme, elle est chez les uns d'un blanc mat, chez d'autres olivâtre.

Sa sensibilité est très-obtuse; il ne craint ni le froid, ni le chaud, ni la vermine, pas même des coups qui seraient insupportables à tout autre.

La plupart sont évidemment sourds et muets; il m'est cependant arrivé d'en voir tressaillir au bruit d'un pistolet: ceux-là peuvent entendre, mais certainement ils n'écoutent pas. L'odorat est insensible: quant au goût, il ne paraît pas très-developpé. Le seul sens de la vue paraît intact ; mais qu'importe, s'ils voient, il n'aperçoivent pas : ils ne sont pas sensibles au spectacle de la nature ; ils ne distinguent ni les couleurs ni les distances.

§. LXV.

Aussi ne sont-ils susceptibles d'aucune moralité, et ne témoignent-ils de peine ou de plaisir que pour ce qui regarde strictement les premiers besoins physiques. Indifférens à tout ce qui les environne, ils montrent à peine quelque sensibilité à la vue de leurs parens, ou de telle autre personne qui leur porte à manger. Bien inférieur à nos animaux domestiques, le crétin n'est pas même caressant, et la souvenance d'un bienfait ne passe pas la présence de l'objet. Dénué de toute idée de propreté, il fait sous lui ses excrémens, s'y couche dessus ; aussi n'a-t-il jamais d'autre vêtement qu'une longue robe.

Telle est la vie physique et morale de ces individus, pendant une très-longue carrière ; car la plupart meurent de vieillesse, étant peu sujets aux maladies, et menant de nécessité une vie très-sobre, à l'abri du tumulte des passions, des tourmens de l'ennui, et de tout ce qui raccourcit les jours de l'homme jouissant de toutes ses facultés.

§. LXVI.

Cette maladie est réellement particulière à l'espèce humaine : toutes les classes d'animaux ont plus ou moins d'intelligence, depuis l'huître jusqu'au singe ; mais il n'en est aucun qui soit assez stupide que de ne savoir pas se procurer sa nourriture. Le crétin, au contraire, mourrait de faim, si d'autres n'en prenaient soin. La nature a ainsi compensé l'avantage, dont elle a gratifié l'homme au-dessus des autres animaux, de pouvoir être transplanté dans différens pays sans danger pour sa vie ; il y acquiert, en échange, diverses maladies inconnues à ceux-ci, et entr'autres le crétinisme.

§. LXVII.

Des observateurs légers ont cru que le crétinisme ne provenait que de la misère et de la malpropreté : ils se sont trompés, car cette maladie est aussi commune dans les villes et bourgades que dans les hameaux ; sous le toît du riche, comme dans la chaumière du pauvre. Les écrivains portugais et espagnols ont observé que dans leur patrie la stupidité est plus fréquemment l'apanage des familles nobles. Nous pouvons en dire de même dans les pays de crétins ; ce qui a dépendu vraisemblablement de l'habitude où étaient les premières familles de ne s'allier jamais qu'entr'elles. Il est certain, toutefois, que l'indigence et la malpropreté amènent l'abrutissement physique et moral ; ce qui peut conduire par la suite au crétinisme complet, mais elles n'en sont pas la cause immédiate.

§. LXVIII.

Le crétinisme n'est pas non plus en raison du goître ; car quoiqu'il soit vrai que la plupart des crétins naissent avec le goître, l'accroissement de cette tumeur n'est cependant pas toujours très-considérable : on voit des crétins déjà âgés ne l'avoir pas plus gros qu'une pomme

pomme reinette, d'autres, plus petits encore, et d'autres, enfin, ayant seulement un gros col. Cela est si vrai, qu'on rencontre, par contraire, des individus avec un goître très-volumineux, qui ne manquent pas d'intelligence : ces derniers, en échange, sont sujets à avoir des enfans crétins.

CHAPITRE II.

Du crétinisme incomplet.

§. LXIX.

Le crétinisme complet doit être défini, privation totale et originelle de la faculté de penser. Il est étonnant, sans doute autant qu'inexplicable, comment un être qui a toute l'apparence humaine, n'est cependant pas homme, a moins de sagacité qu'un orang-outang; toutefois, le fait est ainsi. Mais s'il est possible, comme l'on ne peut plus en douter, qu'il y ait des pays où l'homme naisse avec une privation totale d'intellect, on conçoit qu'il est possible aussi que ces mêmes pays produisent en même-temps d'autres individus, sinon dépourvus entièrement, du moins en grande partie, de ce caractère divin; et c'est ce que je crois avoir observé à côté du crétin parfait, d'une manière plus saillante que partout ailleurs.

§. LXX.

En effet, il est dans les pays, où règne cette maladie, des individus, en grand nombre, qui, quoiqu'ils ne soient ni sourds ni muets, et quoiqu'on leur ait appris à faire divers exercices du culte et plusieurs actes familiers, n'agissent cependant que par imitation et sans y rien comprendre ; leur intelligence est si bornée, qu'on ne peut parvenir à les faire compter un peu en avant sur leurs doigts.

On en voit d'autres qui, quoique doués d'un peu plus d'intelligence que ces premiers, ne peuvent cependant réussir à apprendre à lire. D'autres qui sachant lire et écrire, n'ont cependant jamais pu venir à bout de lier parfaitement un discours, soit en parlant, soit en écrivant. D'autres enfin plus cultivés et assez intelligens pour leurs intérêts particuliers, ne peuvent cependant apprendre l'arithmétique, et ont quelque chose d'incohérent dans les idées, qu'on aperçoit aussitôt qu'on a abandonné les complimens d'usage. Or, ces hommes qu'on trouve dans tous les pays, mais plus fréquemment dans les pays à goître, je les nomme crétins incomplets au 1er. 2e. 3e. degré, etc.

§. LXXI.

On conçoit facilement que les degrés qui s'approchent le plus du crétinisme complet, se rencontrent plus fréquemment chez lés pauvres et parmi les villageois; car la malpropreté, les mauvais alimens et le défaut absolu de culture, ne font qu'empirer les dispositions héréditaires; que dis-je? elles créent la stupidité, là où elle n'existerait pas; témoins ces enfans de l'amour qui n'échappent à la mort dans nos hôpitaux que pour y devenir hébétés, à cause des lieux mal-sains où on les élève, et du peu de soin qu'on en prend.

Au contraire, les degrés qui s'éloignent le plus du crétinisme, se trouvent plus ordinairement dans les classes aisées, où l'éducation couvre en quelque manière les défauts de la nature.

§. LXXII.

Il est à remarquer que ces enfans ainsi cultivés, ont un éclat durant leurs premières années qui fait bien espérer d'eux, mais qui s'éclipse dès qu'ils sont parvenus à l'âge de puberté ; ils ont en général une assez bonne mémoire à réciter une longue suite de phrases ou de vers ; mais cette facilité que j'ai vu quelquefois aller jusqu'au prodige, est compensée par très-peu de discernement et par un esprit faux.

On remarque encore que, par une singularité aussi inexplicable, plusieurs de ces individus, doués d'une aussi faible intelligence, naissent avec un talent particulier pour copier du dessin, pour la rime ou pour la musique. J'en ai connu qui ont appris d'eux-mêmes à toucher passablement de l'orgue ou du clavecin ; d'autres qui s'entendaient, sans avoir eu de maîtres, à raccommoder des horloges, et à faire quelques pièces de méchanique. Cela tient vraisemblablement à l'organisation plus parfaite de l'organe sous la dépendance duquel se trouve tel ou tel art, et non à l'entendement ; car ces individus non-seulement ne savaient pas lire dans les livres qui traitaient des principes de leur art, mais encore ils étaient déroutés lorsqu'on leur en parlait, et ils ne se perfectionnèrent jamais.

Plusieurs d'entr'eux ont aussi ceci de saillant, qu'ils plaident pour le moindre sujet, et meurent ruinés par les procès; de sorte qu'en les voyant aussi subtils plaideurs, on serait tenté de ne pas leur refuser cette pénétration qui fait réussir dans les sciences, si le docteur *Robertson* ne nous avait déja averti, dans son *Histoire de l'Amérique*, que dans cette contrée, les peuplades les plus sauvages et les plus abruties y donnent souvent des marques d'une étonnante sagacité dès qu'il s'agit d'objets qui affectent immédiatement leurs intérêts.

Avec cela le demi-crétin est fourbe, dissimulé, lâche, et sujet à commettre des crimes obscurs; cet état moral est accompagné de beaucoup de faiblesse dans l'action musculaire, d'un grand dégoût pour le travail, et d'une force d'inertie invincible. La loi de la nécessité a fait faire par-tout ailleurs les plus grands efforts à l'espèce humaine naturellement paresseuse ; elle n'agit que faiblement sur des individus à qui les privations coûtent moins que le travail.

§. LXXIII.

A côté de ces pauvres d'esprit, se trouvent des hommes qui égalent en intelligence tel autre peuple de la terre, et dont plusieurs même se sont signalés par leur génie et leurs vertus. Ce qui fait encore plus remarquer les premiers, c'est que le crétinisme ne s'acquiert pas accidentellement ; mais il existe dans certaines familles comme les autres maladies héréditaires, et se propage par la génération de la manière que nous allons le dire au chapitre suivant.

CHAPITRE III.

De la propagation du crétinisme.

§. LXXIV.

Le crétinisme et ses diverses nuances sont toujours un héritage du père ou de la mère; c'est-à-dire, que ces dérangemens supposent déjà ou la même maladie dans les parens, ou du moins un goître volumineux.

Nous disons le goître, parce que nous observons que les parens qui en ont un un peu considérable, ont toujours le malheur d'avoir des enfans dans quelque degré de crétinisme. Nous induisons de là qu'il est vraisemblable que le goître a précédé le crétinisme, et qu'il y a eu des goîtreux avant des crétins; qu'il est vraisemblable aussi qu'un goître très-volumineux et très-étendu en largeur a donné pour la première fois naissance au vice d'organisation qui fait le crétinisme, lequel allant toujours en empirant, produisit dans la suite des générations le premier crétin parfait qui a existé et dont la race s'est propagée jusqu'à nous par une suite de cette légéreté avec laquelle l'ordre civil a jusqu'ici traité l'union des deux sexes.

Etant supposé maintenant que le goître a produit le crétinisme (ce qu'on tâchera d'établir dans la section suivante), il n'est plus difficile de concevoir comment cette maladie s'est perpétuée. Elle s'est perpétuée comme la folie, l'épilepsie, la surdité, la miopie, et autres maladies de la tête, qui passent évidemment de génération en génération.

§. LXXV.

Cette maladie est plus fréquemment un héritage paternel que maternel, parce qu'une femme crétine trouve moins à se marier qu'un mâle qui est riche, ou d'une famille dont on veut conserver le nom, n'importe comment. Rien de plus commun que ces mariages dans plusieurs vallées de ma connaissance, dont l'ancien état politique créa nécessairement beaucoup plus de noblesse que dans les pays ouverts, et rien de plus commun aussi que d'y voir dans ces familles des pépinières d'enfans, les uns tout-à-fait crétins, et les autres à demi.

§. LXXVI.

Voici l'ordre le plus constant que suive la propagation de ce mal, d'après des renseignemens multipliés, qui m'ont été donnés sur les lieux, par les personnes les mieux éclairées, et d'après les registres publics :

1°. Si un mâle goîtreux, fils de goîtreux, à demi-crétin, épouse une femme aussi demi-crétine, leur enfant est tout-à-fait crétin;

2°. Si au contraire un mâle crétin, au deuxième degré (et il y en a de tels parmi les gens d'un certain rang, qui se marient), épouse une femme de la montagne, bien constituée de corps et d'esprit, de cette union naîtra un enfant qui ne sera crétin qu'au troisième degré; et si celui-ci continue à s'allier comme son père, l'enfant qu'il aura sera encore moins crétin que lui; et ainsi successivement, en croisant toujours les races, le crétinisme pourra s'éteindre tout-à-fait dans cette famille;

3°. Mais si les races ne continuent pas à se

croiser, qu'au contraire le crétin du troisième ordre retourne épouser une femme de la plaine, aussi crétine au troisième ordre, alors l'enfant qui naît de cette union, ressemble au grand-père et non au père; la même chose peut arriver à la quatrième et cinquième génération, si les mêmes circonstances s'y trouvent. C'est ce qui fait dire aux anciens du pays, que le crétinisme disparaît quelquefois pendant deux à trois générations, pour reparaître à la quatrième.

§. LXXVII.

Cette marche n'a rien d'extraordinaire, car elle paraît être la même pour toutes les maladies chroniques héréditaires, dont les périodes tiennent vraisemblablement à l'état alterne de santé ou de maladie des conjoints dans chaque génération; de sorte que quand il s'en trouve une où le père et la mère sont tous les deux attaqués de la même maladie, alors elle se manifeste avec impétuosité dans leurs enfans, tandis qu'elle s'était cachée dans les générations précédentes, parce que les constitutions s'y croisaient.

§. LXXVIII.

J'ai encore observé assez généralement dans les différens ordres de crétinisme, que les enfans ressemblent plutôt au pére qu'à la mère. Il est plus facile que l'enfant d'une mère demi-crétine ne le soit pas autant si le père est spirituel, que *vice versa ;* c'est-à-dire, que les parens étant tous les deux dans quelque degré de crétinisme, l'enfant suit le pére et non la mère : cette ressemblance est très-fréquente ; car à moins que la femme ne soit pas de son choix, le jeune homme demi-crétin se décide toujours pour une compagne de son espèce.

CHAPITRE IV.

Conjectures sur la cause immédiate du crétinisme.

§. LXXIX.

En considérant les fonctions vitales de l'homme crétin, nous voyons qu'elles se font chez lui comme dans l'homme en santé; en considérant ensuite les fonctions qui tiennent aux sens et à la volonté, nous trouvons qu'il en est privé en grande partie; il est sourd et muet; ses yeux sont fixes et hagards; il est peu sensible dans le toucher, le goût et l'odorat: sans être paralytique des bras, cependant il les tient toujours pendans; ce qui prouve leur faiblesse: il marche en tremblant et en se secouant; preuve que le corps n'est pas ferme sur les pieds: donc, pourrait-on conclure, il y a un vice dans les nerfs qui se distribuent aux sens et aux parties destinées à se mouvoir. Or, comme la perception ne peut avoir lieu, sans être déterminée par les opérations des sens, il n'est pas surprenant si le crétin en est privé, puisqu'il ne peut pas rendre ce que vraisemblablement il ne reçoit pas.

§. LXXX.

Quoique nous ne sachions pas positivement ni où est le siége de la pensée, ni comment nous voyons, nous entendons, nous sentons, il y a cependant quelque raison à regarder le cerveau et ses dépendances, comme des principaux intermédiaires par lesquels nous sommes identifiés, durant notre vie, avec tout ce qui nous entoure, avec le présent, le passé et l'avenir.

Car, en faisant quelque attention à nous-mêmes, et en lisant les fastes de la médecine, nous y voyons que nous perdons notre *moi*, lorsque le cerveau est comprimé en quelque manière, et que nous le récupérons dès que cette compression cesse.

Puis si, comme on n'en peut douter, l'homme est le roi des animaux par son intelligence supérieure, il a aussi plus de cerveau qu'eux; organisation qui a sans doute un but approprié. Dans un homme, par exemple, du poids de 100 liv. le cerveau pése 4 liv., et dans un bœuf du poids de 8 à 900 liv., le cerveau ne pése qu'une livre : le cerveau est donc dans l'homme la 25e. partie de sa masse, tandis qu'il n'est dans le bœuf que la $\frac{8}{100}$ ou $\frac{9}{100}$ partie de la sienne: Le chien de 13 liv. n'en a que la 78e. partie en cerveau, et le serin n'en a pas la 100e. etc. (1). La nature a donné en échange, à ces divers animaux, une plus grande étendue à certains organes qui leur sont appropriés : le serin a de plus vastes réservoirs pour contenir l'air ; les anfractuosités de l'organe de l'odorat sont plus étendues dans le chien ; le bœuf a une plus grande quantité de moëlle épinière que l'homme, des muscles plus épais et plus vigoureux : il a été au contraire mal partagé du côté des sens, et des nerfs qui s'y portent, à tel point qu'on croirait que le cerveau ne lui est pas absolument essentiel, d'aprés les cervaux ossifiés qu'on a trouvé dans ces animaux, sans que

---

(1) *Haller*, Elém. Physiol. liv. X. Cereb. et Nerv. *Bonnet*, Contemplat. de la Nature, 7e. partie.

leurs fonctions en eussent été altérées (1). Dans l'homme, l'organe le plus essentiel, c'est le cerveau : que tout le reste de son corps soit malade, si le cerveau est sain, il est encore homme ; il commande à la terre.

On pourrait donc conclure que, dans les crétins, c'est l'organisation du cerveau qui est particulièrement viciée.

§. LXXXI.

En effet, à en juger par la configuration extérieure de la tête des crétins (§. LXII.), on juge d'abord qu'il existe, dans cette partie principale, quelque chose d'extraordinaire ; cette aberration est de plus en plus confirmée en procédant à l'examen anatomique. Le professeur *Malacarne* a trouvé dans la tête de trois crétins qu'il a disséqués : 1°. Le crâne moins pointu au sommet, et moins applati vers les côtés que de coutume ; 2°. Les trous

(1) *Valisnieri*, del Cervell. di bue impietrito, p. 94 et 97 ; Hist. de l'Acad. des Sciences, année 1753, p. 134.

valsaviens,

valsaviens, situés aux angles lambdoïdiens des os temporaux, beaucoup plus larges ; 3°. les trous nommés *déchirés*, situés à la base du crâne, entre l'apophyse basilaire de l'os occipital et les portions pierreuses des temporaux, presque bouchés, de sorte qu'à peine avaient-ils pu donner passage à la huitième paire de nerfs, aux glosso-pharingiens et à l'accessoire de Willis ; 4°. les sinus latéraux de la dure-mère, beaucoup plus amples qu'à l'ordinaire dans toute leur extension ; 5°. la tente du cervelet plus épaisse ; 6°. l'apophyse *basilaire* de l'os occipital, au lieu de se porter en avant avec une douce obliquité en haut des condiles du même os, au niveau des apophyses clinoïdes de l'os sphénoïde, avec lesquels cette apophyse basilaire forme ordinairement une convexité, et bien loin de laisser cette concavité qu'on observe dans les têtes ordinaires ; concavité dans laquelle la moëlle alongée a coutume d'être renfermée, comme dans un demi-canal, d'où elle se dirige vers le grand trou occipital, qui, à l'ordinaire, s'ouvre verticalement : la moëlle alongée était forcée, pour se porter dans le canal vertébral, de se diriger horizontalement en arrière, puis ayant fait un arc, de diriger son cours en avant pour entrer dans le trou occipital, ouvert ici horizontalement; désordre qui ne peut manquer que d'être nuisible aux nerfs qui en sortent, et aux parties où ils vont aboutir (1).

Egalement les demi-crétins ont quelque chose de plat dans la physionomie, qui annonce un désordre intérieur proportionné au degré de crétinisme où ils se trouvent : tout comme il n'est aucune des divisions renfermées sous le titre général de folie, qui n'aie une empreinte ou dans les yeux, ou dans les muscles de la face, annonçant une lésion réelle dans le sensorium commun.

§. LXXXII.

Cette lésion ne saurait être partielle dans nos crétins; car une lésion partielle n'entraîne qu'un défaut partiel, avec intégrité du reste.

---

(1) Supplém. au t. II du Journ. Scientif. de Turin, pag. 341 et suiv.

Ainsi les sourds et muets de naissance ne laissent pas que d'être très-spirituels par l'exercice des autres sens ; témoins plusieurs enfans d'un marchand de Marseille, que je vois fréquemment, et qui sont très-intelligens ; témoins les sourds et muets de l'immortel abbé *de l'Epée*, et ce jeune homme de Chartres, dont parle *Fontenelle*, qui avait naturellement de l'esprit, quoique sourd et muet de naissance, et qui parla tout-à-coup après lui être sorti une espèce d'eau de l'oreille gauche (1).

Les vices du cervelet, quels qu'ils soient, ne peuvent être considérés comme la cause principale du crétinisme, ainsi que *Bonnet* et *Malacarme* l'ont cru : 1°. Parce que ce viscère ne donne proprement que deux paires de nerfs, la quatrième et la cinquième, et la portion dure de la septième paire, qui va se joindre au nerf lingual ; 2°. ni les expériences faites sur le cervelet des animaux vivans, ni les observations sur les maladies de ce viscère n'ont démontré

(1) Hist. de l'Acad. des Sciences, ann. 1705, p. 18.

que la mutité, la surdité et la perte de l'entendement fussent une suite nécessaire de sa mauvaise conformation.

Morgagni parle d'un cuisinier âgé de 62 ans, qui mourut subitement à l'hôpital, après avoir dîné et soupé tranquillement, à la suite d'un violent mal de tête qui avait duré plus de quatre mois. On trouva, à l'ouverture de la tête, le cervelet entièrement squirreux et changé en chair; cependant cet homme avait conservé la voix, la parole et la raison, excepté dans les paroxismes de la douleur (1).

La lésion partielle de la substance du cerveau, une diminution quelconque dans le nombre de ses lames ou de ses anfractuosités, ne sauraient non plus être considérées comme la cause immédiate du crétinisme : d'abord, parce qu'on serait très en peine de définir l'utilité de chacune de ces distributions, et qu'en conséquence on ne peut établir le danger de

---

(1) De Sed. et Caus. Morb. epist. LXII, nos. 15 et 16. *Haller*, Elément. Physiol. liv. X. Cereb. et Nervi, sect. VII, §. XXXVI.

leur défaut. En second lieu, parce qu'on sait bien, pour peu qu'on aie vu ou lu, qu'on a souvent été obligé d'emporter des portions considérables de ce viscère, sans que le malade aie perdu la raison. Je me contenterai de citer un fait que j'ai vu, il y a deux ans, à l'hôpital de Marseille. Un jeune homme, sujet depuis longtemps à des vertiges périodiques qu'il avait toujours négligés, parce qu'il ne laissait pas que de faire ses affaires dans l'intervalle, ayant eu un accès plus violent, fut porté à l'hôpital, où il mourut subitement. En ayant fait ouvrir la tête, je trouvai l'hémisphère droit entièrement consumé, et du pus à sa place. Combien n'avait-il pas dû vivre avant que le mal fût à ce point! Cependant il avait toujours joui de la plénitude de ses sens, de ses mouvemens et de sa raison, ainsi que je l'ai appris de sa mère, qui l'a assisté jusqu'à sa mort.

§. LXXXIII.

Le crétinisme dépendrait-il de la stagnation du sang et de la compression du cerveau occasionnée par la dilatation et l'engorgement des sinus latéraux de la dure-mère ? Mais outre qu'une pareille compression est suivie d'accidens bien plus graves quand elle a lieu, il ne paraît pas que l'engorgement des sinus puisse subsister long-temps, à cause d'une infinité de voies par lesquelles le sang peut se dégorger ; voies placées à différentes directions, suivant que chaque partie est plus basse ou plus lâche, tellement qu'une veine, même les deux jugulaires, se trouvant liées avec un fil, il n'en résulterait aucun symptôme bien alarmant (1). Il semble d'ailleurs que la nature aie pourvu ici au dégorgement des sinus beaucoup plus amples que de coutume, par l'agrandissement des trous *valsaviens* (§. LXXXI).

§. LXXXIV.

La déviation de la moëlle alongée, observée par *Malacarne*, et qui influe sur l'action des nerfs de l'épine, sur-tout des cervicaux, est très-propre à causer du désordre dans les parties où ces nerfs se distribuent, comme dans

(1) *Haller*, Prim. Lin. Physiolog. §. CX.

les muscles des bras et des omoplates, d'où leur foiblesse peut en dériver : quant à l'étroitesse des trous nommés *déchirés*, elle ne paraît pas influer en rien sur la huitième paire et l'accessoire de Willis, qui sont les principaux nerfs qui y passent, puisque les viscères auxquels ces nerfs se portent sont en très-bon état, et que les crétins jouissent d'ailleurs d'une heureuse santé (§. LXV).

§. LXXXV.

Cela étant, nous devons rechercher une cause plus généralement répandue dans tout le sensorium commun, capable d'effacer entièrement ces sublimes caractères auxquels l'homme se distingue de la brute ; et pour cela nous ne saurions avoir de meilleurs guides que les observations faites sur l'état du cerveau de ces infortunés.

Malheureusement une prévention populaire s'opposait, lorsque je me suis livré à ce travail, à ce qu'on fit des ouvertures de cadavres de crétins (on les regardait comme des bienheureux), et je n'ai pu avoir l'occasion que de deux ouvertures: mais nous avons les observations de *Morgagni* sur l'état du cerveau des fous, qui peuvent nous être ici de quelque utilité, d'autant plus que la folie est le plus souvent, comme le crétinisme, une maladie héréditaire, et qui a, par conséquent, son siége dans les premiers rudimens des solides.

§. LXXXVI.

Or, ce grand observateur assure positivement qu'il a presque toujours trouvé d'une dureté contre nature, les cerveaux des fous et des imbécilles qu'il a disséqués ; il cite entr'autres le cerveau d'une femme folle depuis sa naissance, dans laquelle il trouva la substance du cerveau et du cervelet manifestement beaucoup plus dure que de coutume, dans tout son ensemble ; il cite en même-temps divers autres anatomistes qui ont fait sur la cervelle des fous les mêmes observations que lui (1), tel lui a aussi paru être, ainsi

(1) De Sed. et Caus. Morb. epist. VIII, nos. 12, 13, 14, 15, 16, 17 et 18; epist. LXI, nos. 7 et 8.

qu'à *Boerrhaave*, le cerveau des mélancoliques, des maniaques et des épileptiques (1).

Pour nous, ayant disséqué le cerveau de deux crétins parfaits, nous l'avons trouvé plus petit, plus dur et plus dense qu'il ne l'est dans le commun des hommes, et nous en avions conclu, dès la première édition de cet ouvrage, qu'il se pourrait bien que la dureté contre nature du cerveau, fût la cause prochaine du crétinisme.

§. LXXXVII.

Il est vrai que *Morgagni*, tout en assurant qu'il a constamment trouvé les cerveaux des fous plus durs que de coutume, et principalement dans la substance médullaire des hémisphères, avoue aussi avoir rencontré cette dureté dans quelques sujets qui n'avaient pas été fous, ce qui le tient en suspens (2). Il est vrai aussi qu'ayant disséqué le cerveau d'un jeune soldat qui avait donné des marques de

---

(1) *Wansvietten*, Comment. in *Boerrhaav.* §. 1121.

(2) De Sed. et Caus. Morb. epist. VIII, n°. 18, epist. LXI, n°. 8.

démence à la suite d'une fièvre d'hôpital, et qui était mort en chantant, loin de le trouver dur, je le trouvai noyé d'eau et presqu'entièrement fluide. Cependant je ne puis attribuer le crétinisme à un excès de mollesse, soit à cause des observations précédentes, soit parce que toutes les apparences sont contre ; car, cet état de resserrement des os du crâne, la peau dure, olivâtre et basanée des crétins, leur chevelure ordinairement courte, noire, crépue et très-disposée à blanchir, sont des accidens vraisemblables de l'état de gêne, de dureté et de siccité de la substance cérébrale.

§. LXXXVIII.

Cet état présumé du cerveau des crétins est d'ailleurs assez conforme à ce qui se passe en nous, lorsque nous commençons à sentir le poids des années ; alors que les forces motrices et la vivacité d'esprit commencent à nous abandonner, nous éprouvons un endurcissement dont la substance cérébrale participe comme les autres organes (1), et à mesure

(1) *Haller.* auctar. ad Element. Physiolog. liv. X,

qu'il augmente, la réminiscence et le jugement nous abandonne ; au lieu que dans la fleur de notre vie, lorsqu'un humide bienfaisant dilate tous nos organes, nous jouissons également de la plénitude des forces de l'ame comme de celles du corps. Que l'état de mollesse soit plus favorable au développement de l'entendement que la siccité, nous en avons encore des exemples saillans parmi les individus attaqués de certaines maladies chroniques, telles que le rachitisme et les écrouelles : ces sujets ont ordinairement, comme l'on sait, une pénétration précoce ; mais ils ont en même-temps la tête très-volumineuse, à proportion du reste du corps, et tous les solides, sans excepter le cerveau, dans un très-grand relâchement.

§. LXXXIX.

En supposant pour cause immédiate du crétinisme, ce que je n'ose donner ici que comme une conjecture, savoir : le resserrement de la

---

sect. I. §. V ; Cerebr. pondus specificum. fasciculi quarti, pars secunda.

substance du cerveau, du cervelet et de la moëlle alongée, dans une boîte étroite, joint à leur dureté et à leur siccité; on explique d'une manière plausible cette réunion étonnante dans le crétin de privation presque totale de fonctions animales, à un état assez permanent de fonctions vitales. Pourquoi, par exemple, il est sourd et muet? Pourquoi cet œil fixe et hagard, etc., etc.? La nature, en effet, ayant destiné la portion molle du nerf auditif à l'organe de l'ouïe, lequel se répand en une membrane tendre et pulpeuse dans le vestibule, le limaçon et autres parties de l'oreille interne, si ce nerf a une dureté contre nature, il doit être privé de ses fonctions. Il en est de même de tous les nerfs destinés aux usages de la volition, tels que ceux des sens et ceux du mouvement musculaire des extrémités; ils sont mous et pulpeux, parce que leur action doit être prompte. Au contraire, s'ils deviennent plus durs, ou s'ils le sont de leur nature, leur action doit être moins prompte et peut-être même anéantie.

Il n'en est pas ainsi des nerfs destinés aux

viscères de la vie : comme la volonté ne commande pas aux mouvemens vitaux, ces viscères ont plutôt besoin d'une action nerveuse modérée, mais continuelle, que d'une puissance qui peut devenir extraordinaire dans certaines circonstances ; c'est pourquoi une espèce de solidité dans les nerfs paraît leur convenir davantage ; car si leurs nerfs avaient la mobilité de ceux des sens, à quoi leur servirait-elle, et où serait le modérateur pour en calmer et diriger les effets ?

TROISIÈME SECTION.

De la cause générale du goître et du crétinisme.

CHAPITRE PREMIER.

Description topographique et météorologique des vallées où se trouvent ces maladies.

§. C.

Des flancs inférieurs des grandes Alpes, qui se portant de l'ouest à l'est, semblent former plusieurs cordons concentriques qui divisent une bonne partie de l'Europe en autant de grandes vallées, partent comme autant de franges, des montagnes beaucoup inférieures aux premières, dont elles ne semblent que continuer la base, à laquelle elles servent de ceinture.

Entre ces montagnes inférieures, que je regarde comme secondaires, se trouvent des vallées qu'on doit nommer sub-sub-alpines, pour les distinguer de celles qui sont au pied des véritables Alpes. Ces vallées sont ordinairement parcourues dans toute leur longueur par un torrent ou une rivière qui a sa source dans les hautes Alpes.

Les angles saillans et rentrans qu'on observe le long du lit de la rivière, semblent prouver que toutes ces franges de montagnes étaient jadis continues, et qu'elles ont été creusées insensiblement en vallées par les eaux qui se sont précipitées des Alpes lors de la débacle générale.

§. CI.

Les grandes Alpes paraissent tenir essentiellement à la forme naturelle du globe, formées presque toutes de gros blocs, tantôt réguliers, tantôt irréguliers, ici de granit, là de pierre calcaire, elles peuvent être appelées, à juste titre, montagnes primitives, relativement à d'autres qui paraissent s'être formées après.

Au contraire, les montagnes ou Alpes inférieures qui bordent les flancs des premières, sont toutes à couche, et paraissent n'être que le dépôt subséquent et alternatif des eaux. Là ce sont des stratifications de grès, ici des couches de schiste calcaire, ou des couches de stéatite, etc.; mais ce sont toujours des couches. La nature chimique et méchanique de ces dernières étant donc bien différente de celle des montagnes alpines, il paraît qu'on peut les appeler, à bon droit, montagnes secondaires.

§. CII.

En contemplant, à vue d'oiseau, les vallées renfermées par ces montagnes, on voit qu'elles forment toutes un boyau tortueux, dont une extrêmité s'ouvre dans les plaines, et l'autre extrêmité aboutit aux flancs des montagnes alpines. Là, ce boyau forme, pendant trois à quatre lieues, un plan fort incliné à l'horizon, ensuite cette inclinaison diminue insensiblement et finit par se confondre avec l'horizontale.

§. CIII.

Le plan très-incliné de la vallée, est proprement ce qu'on doit entendre par vallée subalpine, et là il n'y a absolument ni goîtreux ni ni crétins, excepté qu'ils n'y aient été transportés. Ces maladies commencent à s'apercevoir depuis le point où l'inclinaison est moins sensible, jusqu'à l'endroit où la vallée s'ouvre dans les plaines, et où pareillement on n'observe plus ni goîtreux ni crétins. Cet espace intermédiaire, je le nomme vallée sub-sub-alpine, et il diffère, en effet, autant des vallées sub-alpines, soit par les qualités de son sol et de ses montagnes, soit par les maladies qui y sont endémiques, soit par sa température, qu'une journée caniculaire diffère d'un beau jour de printemps. Mais pour rendre cette distinction plus lumineuse, il convient de décrire particulièrement une de ces vallées, et je choisis pour cela celle de Maurienne, où je suis né.

§. CIV.

La vallée de Maurienne s'étend depuis la source de la rivière Arc, qui la parcourt dans toute sa longueur, jusqu'à Aiguebelle, ou au confluant de cette rivière avec l'Isère. Elle forme un vrai zigzag qui suit exactement les détours de l'Arc, à qui probablement elle doit sa formation, comme elle lui doit la dévastation de ses champs cultivés. Dans l'étendue de ce zigzag, il y a plusieurs gorges qui ont chacune leurs torrens qui les ont creusées, et qui les creusent tous les jours, laissant sur leur bord le terrain qu'ils ont charrié, et qui, accumulé par les années, a beaucoup contribué à la fertilité de la plaine et des demi-colines.

En remontant la vallée depuis Aiguebelle, on voit que le sol ne s'élève qu'insensiblement jusqu'à la ville de St.-Jean ; depuis là sa pente devient un peu plus sensible, et elle augmente toujours de plus en plus jusqu'à la source de l'Arc, dont le cours est très-impétueux jusqu'à St.-Michel. L'observateur qui le parcourt peut aussi bien mesurer les degrés de rapidité du courant d'eau par le nombre des goîtreux et crétins qu'il rencontre dans les lieux habités, que par des régles d'hydrodinamique; car plus il est rapide, moins il y en a, et *vice versa.*

Excepté dans les endroits où le concours de plusieurs gorges donnent à la vallée une figure angulaire, la plus grande largeur de la Maurienne n'est, à-peu-près, que d'un mille et demi de Piémont; mais comme la base des montagnes s'élève insensiblement sur la plaine, en forme d'amphithéâtre, cet arrangement est cause d'une illusion d'optique qui fait paraître la distance d'une montagne à l'autre plus grande qu'elle ne l'est réellement.

Aux environs de la ville de St.-Jean jusqu'au-dessus de St.-Michel, et depuis St. Jean jusqu'à l'endroit où la vallée s'évase, ces amphithéâtres sont garnis de vignobles, de vergers et d'habitations cachées au milieu de forêts d'arbres à fruit. Cet espace, où viennent les arbres à fruit, est proprement la vallée sub-sub-alpine, et c'est là seulement que sont les crétins et les goîtreux.

A mesure que l'on monte, la largeur de la plaine diminue, au point qu'il ne reste plus que le lit de la rivière, creusé profondément entre les montagnes dont les flancs sont cultivés en seigle ou peuplés d'arbres verds, ou entièrement nuds; ce qui commence à *Villarodin* et se termine à l'*Ecot*, hameau de *Bonneval*, dernière commune de la Maurienne, vers les Alpes. C'est là proprement la vallée sub-alpine, et dans cette vallée on ne trouve plus ni goîtreux ni crétins.

§. CV.

Après cette courte description, sur laquelle nous reviendrons encore, nous allons parler de la température des vallées sub-sub-alpines, et de l'état de leur atmosphère, ainsi que des vents qui les parcourent.

La température de ces vallées est plutôt chaude que froide, à cause de leur étroitesse et des rocs qui les bordent, et qui, fesant fonction de réverbère sur les rayons du soleil, y concentrent la chaleur depuis le mátin jusqu'au soir, tellement qu'ils sont encore chauds lors même qu'il ne fait plus soleil. Cette chaleur, pour ainsi-dire factice, et cependant égale à celle des contrées plus méridionales, fait qu'on peut y cultiver avec avantage les plantes des pays chauds. Ainsi, j'ai vu, à *Verres*, dans la vallée d'Aoste, l'olivier, le pistachier, le laurier, et un arbre américain, dont le nom est inconnu, à feuilles, qui ont l'odeur et le goût du macis, y venir très-bien, tandis que dans une exposition opposée, et dans les forêts, on a l'avantage de cultiver les plantes du Nord.

Cette température douce donne une assez grande fertilité au sol de ces vallées; mais la prodigieuse quantité d'arbres fruitiers, dont il a été de tout temps garni, jointe aux marais qui s'y rencontrent naturellement, à l'évaporation des eaux de la rivière, en rendent nécessairement l'atmosphère très-humide; de sorte que nous pouvons dire qu'il y a constamment, en été, une chaleur humide qui, si elle est utile à la végétation, est très-nuisible aux animaux, par le relâchement qu'elle occasionne.

§. C V I.

Les vents sont ordinairement très-propres à balayer l'humidité, mais dans ces vallées ils ne le peuvent pas. En effet, d'après leur disposition tortueuse (§. CII), ils sont obligés d'y arriver par des gorges; mais ne rencontrant pas une autre gorge à enfiler en droite ligne (car aucune gorge ne correspond à une autre gorge opposée), ils vont frapper contre la montagne vis-à-vis, qui les renvoie à une autre montagne, et ainsi successivement, jusqu'à ce qu'ils aient trouvé dans leur trajet une nouvelle gorge à emboucher, ou qu'ils se soient perdus dans les plaines. Or, de la grande proximité des montagnes, de la quantité d'arbres à fruit dont leur base est garnie, il résulte que les brouillards et les nuées font un plus long séjour dans ces cantons que dans un pays de plaine, ou plus évasé, ou sur un sol nud et plus élevé.

§. CVII.

On sait que les montagnes attirent les nuages, et nulle part ce phénomène n'est plus fréquent que dans nos vallées, où il pleut très-souvent. Dans les pays évasés, ce phénomène ne dure pas long-temps, parce que les vents le dissipent, et que ce qui reste d'eau est bientôt consumé, partie par évaporation, partie par combinaison avec les substances terreuses. Au contraire, dans les pays dont il s'agit, si les vents poussent devant eux les nuées, ce n'est que pour leur faire décrire une route égale à la leur : en fuyant devant le vent, elles rencontrent, dans leur ascension de la plaine à la hauteur, des arbres touffus et des habitations; elles s'y arrêtent, s'attachent aux feuillages, et ne disparaissent qu'après un intervalle de temps d'autant plus long, que l'atmosphère, déjà humide, prête moins à l'évaporation. Aussi, après un jour de pluie, quand le soleil dore déjà le sommet des montagnes, le voyageur craint-il encore le mauvais temps, parce qu'il voit la base de ces montagnes et les habitations plongées dans d'épaisses nuées qui ne se dissipent qu'à la longue, et en grande partie par l'absorption qu'en fait la face inférieure des feuillages, qui le rend la nuit ; ce qui est un nouveau surcroît d'augmentation d'humidité. Joignons à ces causes le voisinage des rivières, des torrens et des marécages ; la construction basse des maisons et leur mal-propreté ; la boue, le fumier et les immondices qui entourent les habitations dans les hameaux ; des chemins bas et non pavés ; des arbres touffus et des treillages répandus par-tout, et ce, dans une vallée étroite et profonde ; c'en est assez, je pense, pour rendre continuellement humide l'air qu'on y respire.

§. CVIII.

Les maladies qui régnent le plus communément dans ces vallées, indépendamment du goître et du crétinisme, sont encore aux yeux de l'observateur une preuve bien sensible de l'état de leur atmosphère : telles sont les affections catarrales, dans lesquelles tombent facilement toutes les personnes délicates qui s'exposent à l'air du soir ; les fleurs blanches, si communes parmi le sexe, auxquelles même sont exposées des jeunes filles qui n'ont pas encore sept ans ; les hydropisies, les fiévres intermittentes, les fiévres de nature putride, les fluxions, les douleurs artritiques, les faiblesses d'estomac, les maladies de la peau ; telles que la gale, les dartres, toutes les maladies, enfin, ayant pour cause le relâchement des solides, la suppression de transpiration, et l'humidité atmosphérique.

On peut même dire que souvent l'esprit y est aussi accablé que le corps ; on y éprouve souvent une lassitude, une paresse, une apathie pour le travail, qui étaient inconnues dans tout autre pays.

§. CIX.

Il ne faudrait pas révoquer en doute cette humidité, parce qu'elle ne serait pas toujours sensible à la vue; il en existe toujours dans l'air une proportion donnée, qui paraît même nécessaire à sa salubrité : elle y existe dans un état parfait de combinaison, et forme alors, avec lui, des globules invisibles, au lieu que nous la voyons quand elle n'y est que suspendue. C'est de cet état de combinaison de l'eau avec l'air que je veux parler ici, et qui est proportionnellement plus forte que dans d'autres contrées, ainsi, qu'on s'en assure, comparativement, avec l'hygromètre et les alcalis caustiques.

La somme de cette humidité, combinée avec l'air, varie suivant les hauteurs, et suivant les proportions des différens gaz et du calorique qui constituent l'atmosphère. Dans les lieux bas, elle est plus forte que dans les endroits élevés ; car on sait que les mesures faites en temps de pluie, à différentes hauteurs, sur le même lieu et dans le même temps, donnent plus d'eau dans les couches inférieures de l'atmosphère que dans les supérieures ; elle est plus forte aussi dans un air chaud que dans un air froid. Enfin, il est reconnu que plus il y a de gaz acide carbonique répandu dans l'atmosphère, plus celle-ci devient susceptible de dissoudre de l'eau.

Or, je me suis assuré que la couche inférieure de l'atmosphère de nos vallées basses contient beaucoup d'acide carbonique, et la chaleur concentrée par les rocs la rend infiniment propre à dissoudre une grande quantité d'eau, sans perdre de sa diaphanéité, ainsi qu'on va le voir par les expériences hygrométriques, et comme le prouve déjà suffisamment d'elle-même l'atmosphère des bains chauds.

CHAPITRE II.

Continuation du même sujet et expériences hygrométriques.

§. CX.

Les faits énoncés jusqu'ici me paraissent être une preuve suffisante de l'humidité de l'atmosphère ; néanmoins voulant approcher encore plus de l'évidence, et me trouvant en 1791 dans la vallée d'Aoste, où le nombre des goîtreux et des crétins est aussi considérable que dans telle autre vallée, je me déterminai à y faire des expériences hygrométriques comparatives.

§. CXI.

En conséquence, je construisis plusieurs hygromètres avec des cordes à boyau, dont une extrémité était fixe, et l'autre était attachée à une aiguille mobile qui, par la contraction ou l'alongement de cette corde, décrivait un arc gradué sur une planche. Ayant tenu tous ces hygromètres plongés pendant long-temps dans l'eau tiède, j'ai écrit soixante-dix à l'endroit où l'aiguille s'était arrêtée, puis les ayant enfermés dans une étuve à une chaleur de quarante degrés, j'ai écrit zero au point répondant à l'extrémité de l'aiguille, puis j'ai divisé mon arc de cercle en 70 degrés égaux. Quels que soient les défauts que *de Saussure* a remarqué à ces sortes d'hygromètres, j'ai éprouvé diverses fois qu'ils marchaient assez d'accord pour pouvoir en déduire des résultats assurés dans les cas où la différence d'humidité est très-sensible.

J'ai laissé, depuis le premier janvier 1791, jusqu'au dernier juillet, un de ces instrumens à MM. les curés d'*Emarese*, *Verres* et *Challant*; je leur ai en même-temps remis une formule du journal qu'ils devaient remplir chaque jour à midi, contenant quatre colonnes, pour marquer, à la première, le jour du mois; à la seconde, les degrés de l'hygromètre; à la troisième, les vents, leur direction et leur force; à la quatrième, l'état journalier de l'atmosphère et de sa température. Je les ai prié aussi de noter les observations barométriques et thermométriques; ce qu'ils ont fait avec exactitude et de la meilleure grace possible.

De mon côté, j'ai placé un hygromètre au dehors de mes fenêtres, à *Donas*, lieu de mon habitation ordinaire, au sud-est, exposition commune à tous les autres, et j'ai eu soin d'aller visiter de temps en temps tous ces instrumens.

§. CXII.

Emarèse se trouve à deux bonnes heures de montée, depuis la plaine de *Verres*; son site est entièrement ouvert et librement battu par les vents; il y a fort peu d'arbres à fruit.

Verres est en plaine, dans une vallée d'environ un mille de large, ouverte à plusieurs gorges de montagnes, et le plus ordinairement battue par des bises fortes. Ce pays a beaucoup d'arbres à fruit, il est couvert de vignes rangées en treille. L'élévation de ce bourg est d'environ de deux toises au-dessus de celui de Donas.

Donas se trouve placé dans un vallon bien plus étroit que celui de Verres, entre la Doire, qui en baigne les maisons, et des rocs scabreux qui protègent ce bourg contre les vents du nord. La campagne qui l'environne a beaucoup d'arbres à fruit et des vignes rangées en treille.

Challant (St.-Victor) est élevé sur la plaine de Verres, d'une heure de montée assez rapide; sa position est dans un petit vallon en forme de conque, fort abrité et chargé d'arbres à fruit, sur-tout de châtaigniers, qui font la principale richesse et la nourriture des habitans.

§. CXIII.

Voici le résultat de ces diverses expériences et observations:

Emarèse. Le *maximum* d'humidité marqué par l'hygromètre, a été de 30 degrés, point de vent et temps pluvieux, et ce, dans six cas seulement où l'atmosphère était pluvieuse ou nébuleuse. Le *medium* a été de 20 degrés, l'ordinaire de 10 degrés, et le *minimum* de 3.

Verres. Le *maximum* d'humidité, observé huit fois, temps pluvieux ou neige, et point de vent, a été 46 degrés; le *medium* de 38 à 40, l'ordinaire de 34; le *minimum* 24, observé une seule fois, temps froid et serein, vent nord.

Donas. Le *maximum* d'humidité, noté douze fois, temps pluvieux et point de vent, de 66 à 70 degrés; le *medium* de 55, l'ordinaire de 50; le *minimum*, temps serein, froid, vent nord-nord-est, 33 degrés.

Challant. Le *maximum* d'humidité, temps variable et point de vent, 54 degrés; le *medium* 42, l'ordinaire 40; le *minimum*, observé plusieurs fois, temps serein, froid, vent nord-nord-est, 33 degrés.

§. CXIV.

Voici la population de ces divers endroits, et le nombre de leurs goîtreux et crétins relativement à cette population:

Embrèse. Population, 600 ames. Presque point de goîtres; ceux qui y sont, venant de la plaine. Une seule femme, au troisième ordre de crétinisme, qui parle et répond au catéchisme; encore celle-ci a sa maison placée dans un lieu bas, humide et environné d'arbres.

Verres. Population, 780 ames. Quatre parfaits crétins, cinq au deuxième et troisième degré ; beaucoup plus de goîtres qu'à Emarèse.

Challant. Population, 980 ames. Quatre crétins parfaits, trente-deux crétins au deuxième et troisième degré : presque toute la population avec plus ou moins de goître.

Donas. Population, 1133 ames. Trente-quatre crétins parfaits, un très-grand nombre de crétins au deuxième et troisième degré, et presque toute la population plus ou moins goitreuse.

Donc, à Donas, le nombre des crétins parfaits est à-peu-près comme 25 à 860 ; à Challant, comme 3 à 860 ; à Verres, comme 4 à 860, et à Emarèse, comme 0. Mais Emarèse est l'endroit où l'hygromètre á marqué le moins d'humidité, et Donas celui où il en a marqué le plus : donc c'est une vérité de fait, que le nombre des goîtreux et des crétins suit les proportions de l'humidité atmosphérique.

§. CXV.

L'on a vu qu'à Challant le nombre des crétins

tins au deuxième degré et des goîtreux, est beaucoup plus considérable qu'à Verres, quoique Challant soit élevé d'une heure de marche au-dessus de ce dernier bourg, tandis qu'à Emarèse, deux fois plus élevé, il n'y en a pas; cela prouve que ces maladies sont absolument indépendantes, soit du voisinage des grandes Alpes, soit du plus ou moins d'élévation du sol au-dessus du niveau de la mer; qu'elles sont au contraire particulières à quelque lieu que ce soit, qui se trouve disposé en vallon profond, et recouvert par des arbres touffus qui entretiennent l'humidité atmosphérique. En quelqu'endroit que l'on trouve des goîtreux et des crétins, on fera cette observation. Ainsi, par exemple, dans la Maurienne, on trouve des goîtreux et des crétins dans les lieux suivans, dont je joins ici l'élévation mesurée avec le baromètre:

	Baromètre.		
Villarodin.	24 pouc.	6 lign.	=580 toises.
Modanne.	24.	10.	=521
St.-Michel.	25.	11.	=336
St.-Jean-de-Maur.	26.	3.	=280
Epierre.	26.	10.	=158

Mais il n'y a plus ni goîtreux ni crétins, à

Montmélian. Barom.	27 pouc.	0 lign.	=134 toises.
Barraux.	27. . .	2. .	=132 .
Grenoble.	27. . .	4. .	=104

Tout comme il n'y en a plus aux élévations opposées de

Bramant. Baromètre.	24 pouc.	4 lign.	=660 toises.
Termignon.	24. . .	2. .	=640
Lanslebourg.	23. .	11. .	=685
M. Cenis, gr. Croix.	22. . .	9. .	=900

L'on voit par-là que les goîtreux et les crétins se trouvent précisément dans le terme moyen de ces élévations au-dessus du niveau de la mer, et que, par conséquent, elles ne sont pas dues au voisinage des glaciers comme l'ont écrit divers auteurs, mais plutôt à des localités particulières qui peuvent se rencontrer dans quelque contrée que ce soit.

§. CXVI.

Indépendamment des conséquences ci-dessus, les expériences hygrométriques, dont nous venons de parler, nous fournissent encore les observations suivantes :

1°. Que s'il est vrai, comme je le crois, que l'humidité atmosphérique soit la cause du goître et du crétinisme, il faut, pour produire ces maladies, une humidité constante au-dessus de 10 degrés de mon hygromètre, telle, par exemple, de 30 à 34 degrés;

2°. Que, puisque les habitans d'Emarèse sont sains, robustes et sveltes, il paraît que le terme ordinaire de 10 degrés d'humidité atmosphérique, est celui qui nous convient le plus;

3°. L'humidité de l'air d'un lieu élevé d'une heure de la plaine, est la même que celle d'une vallée étroite située dans la plaine, si ce lieu forme conque et qu'il se trouve couvert d'arbres à fruit ou à larges feuilles;

4°. Ensuite, de la note exacte des vents qui ont soufflé dans les lieux soumis à nos expériences, le sud et le sud-ouest ont été les plus fréquens dans la plaine;

5°. Le sud et le sud-ouest, bien loin de dissiper l'humidité de l'atmosphère, l'augmentent encore en le raréfiant, et en lui donnant probablement un excès de calorique; ce qui est d'ailleurs prouvé par l'observation suivante :

6°. L'humidité de l'atmosphère est plus considérable quand il fait chaud que quand il fait froid, l'hygromètre ayant été moins à l'humide en hiver qu'en été, toute considération faite des pluies, des neiges et des brouillards ;

7°. Les vents d'est et du nord sont les plus favorables à la sécheresse de l'air, et rien ne contribue plus à son humidité que l'absence totale des vents.

§. CXVII.

L'inspection seule de la direction de la vallée d'Aoste, explique pourquoi les vents du sud et du sud-ouest y sont les plus fréquens ; car la vallée devenant plus évasée à mesure qu'elle va se perdre dans le Piémont, il est naturel qu'elle soit ventilée davantage par les vents qui viennent d'Italie, que par ceux du nord ou de l'est, qui trouvent à leur passage des barrières de montagnes, ou qui sont obligés d'enfiler des gorges étroites pour aller se réfléchir vers les montagnes vis-à-vis, où ils se changent en bise.

Il est à observer que ces vents venus d'Italie s'éloignent peu de la surface de la terre ; ils rampent pour ainsi-dire le long des tortuosités de la vallée, perdant peu-à-peu de leur calorique et de leur force, et ils finissent, enfin, par les perdre tout-à-fait, dès que le tuyau qu'ils parcourent se rapproche des montagnes qui le terminent. Là, ils deviennent froids et se dépouillent de ces qualités stupéfiantes que leur reconnaissait déjà l'antiquité (1).

§. CXVIII.

Ces vents chauds sont aussi très-fréquens dans la vallée de Suze, où les goitreux et crétins sont pareillement nombreux. On s'en aperçoit par le changement de température, dès qu'on est descendu à la Ferrière ; mais bientôt ces vents changent de nature en passant le Mont-Cénis, où ils se chargent de glaçons, forment les tourmentes, et arrivent ensuite dans la haute Maurienne aussi froids que les plus froids aquilons. Dans cet état, loin

(1) *Hippocrate*, Aphor. 2, sect. III.

d'ôter à l'air son élasticité, ils l'augmentent, et ils donnent aux habitans de ces contrées une constitution sèche et robuste, plutôt bilieuse que pituiteuse, une vie ordinairemenr très-longue, avec des mœurs agrestes, comme le disait Hippocrate des peuples exposés aux vents du nord (1).

Il n'en est pas de même dans la basse Maurienne : les vents chauds y soufflent très-fréquemment ; ils y parviennent par les échancrures des montagnes méridionales, se plongent dans la vâllée, ensuite, se réfléchissant contre les montagnes opposées, se changent en bises malfaisantes pour les habitations qui s'y trouvent exposées.

§. CXIX.

Ce qu'on vient de dire des changemens de température qu'éprouvent les vents chauds en traversant des montagnes de glace, s'applique également à leur humidité et à leur sécheresse. Un vent très-sec peut devenir très-humide en

(1) *Hippocrate*, de AEribus, etc. cap. II.

traversant des milieux humides. De même un vent très-humide peut devenir très-sec, en traversant soit des milieux très-froids, qui réduisent en grêle l'eau qu'il tient en dissolution, soit des milieux absorbans. Cette théorie est entièrement confirmée par l'observation de *de Saussure*, sur le vent sud-ouest. Il est connu de tout le monde que ce vent est très-humide; cependant, suivant cet illustre savant, il est très-froid à Genève (1). Genève est éloigné de la Méditerranée de 75 lieues, en ligne droite, et cette ville n'est pas exposée à l'action directe de ce vent, qui ne peut s'y faire sentir qu'après avoir traversé des bois et des montagnes qui le dessèchent. Dans la vallée d'Aoste, au contraire, et dans quelques autres vallées qui touchent à l'Italie, le sud-ouest pénètre d'une manière plus directe, et il n'a guère plus de 40 lieues depuis la Méditerranée, pour y parvenir.

§. CXX.

Après ces diverses considérations, nous ne

(1) Hygrométrie, Essai IV, chap. VII.

pouvons nous empêcher de conclure pour l'humidité de l'air des vallées que nous avons nommées sub-sub-alpines ; et puisque les recherches les plus exactes et autant multipliées que le comportait le sujet, nous ont fait voir que la proportion des goitreux et des crétins est égale à la somme d'humidité, et qu'il n'y a de ces malheureux que dans les sites disposés de manière à favoriser l'humidité, nous ne pouvons non plus que de conclure, jusqu'à ce que l'expérience nous montre mieux, donc l'humidité atmosphérique est la cause du goître et du crétinisme. Au moins cette cause est-elle plus plausible que tant d'autres qu'en avaient donné des auteurs qui n'avaient connu que de loin les contrées où ces maladies sont endémiques.

CHAPITRE III.

Rapport que l'humidité de l'air peut avoir avec la formation du goître et du crétinisme.

§. CXXI.

Après avoir démontré l'humidité de l'air des vallées sub-sub-alpines, et la marche uniforme du crétinisme et du goître avec cette humidité, il convient de rechercher, d'après les lois de physique animale, si cette humidité peut être une cause suffisante de ces deux maladies. Nous croyons avoir suffisamment prouvé ailleurs (ch. IX et X, Ire. sect.), que cette cause est très-puissante pour produire le goître; mais il a été dit (IIe. sect., ch. V), que la propagation du crétinisme suppose toujours des parens goîtreux : donc, si l'humidité atmosphérique est la cause du goître, elle l'est également du crétinisme. Il nous reste donc à établir comment le goître peut produire cet état du cerveau (§. LXXXVII), dans lequel consiste le crétinisme.

§. CXXII.

En considérant que les artéres carotides unies aux veines jugulaires et aux nerfs de la huitième paire ont leur marche le long du col, jusqu'à la partie supérieure du cartilage thyroïde, on conçoit facilement qu'un goître très-dur et très-étendu en largeur doit faire une compression sur ces artères, telle que d'en diminuer le diamètre, d'où il doit se porter beaucoup moins de sang au cerveau ; mais comme il paraît qu'on peut tirer une conjecture raisonnable, *a posteriori*, d'après plusieurs faits constans de l'économie animale, que l'énergie du cerveau ne peut subsister qu'avec une tension artérielle suffisante, et qu'au contraire ce viscère n'éprouve que de l'affaissement par la plénitude veineuse ; cette compression des carotides doit nécessairement diminuer la tension de toutes les artères du cerveau, en même-temps que celle qui est exercée sur les jugulaires, doit amener la plénitude veineuse.

De plus, outre cette compression, un goître

volumineux doit encore diminuer la somme du sang qui se porte au cerveau, en en déviant pour sa nutrition une quantité double de ce qui serait nécessaire dans l'état ordinaire ; car il est connu de tout le monde qu'une partie de notre corps n'acquiert jamais une grosseur monstrueuse qu'aux dépens des parties voisines. Il s'en suit donc toujours plus nécessairement qu'il se porte beaucoup moins de sang au cerveau. Mais les lumières des artères se rapetissent par un ressort naturel à fur et mesure qu'elles se vident. Il s'ensuit donc que s'il se porte moins de sang au cerveau des goitreux, les vaisseaux de ce viscère doivent se resserrer ; le viscère lui-même doit acquérir plus de dureté, comme il arrive à toutes les parties lorsque leurs vaisseaux commencent à s'oblitérer. Il n'est donc pas surprenant si ces pères goîtreux ont des enfans crétins, c'est-à-dire, avec l'organisation du cerveau plus resserrée que dans les cas ordinaires.

§. CXXIII.

Nous allons plus loin, et nous prétendons

même que l'humidité atmosphérique peut augmenter ces désordres du cerveau, causés par le goître, et les favoriser, en occasionnant une distribution inégale des forces organiques.

On croit que, dans les sujets bien constitués, la quantité du sang qui se porte au cerveau à chaque pulsation du cœur, est à-peu-près la sixième partie de tout le sang artériel contenu dans le corps humain (1). Il paraît même, d'après le calcul des capacités des artères cérébrales, comparées avec celles de l'aorte descendante et des sous-clavières, que cette somme de sang est absolument nécessaire au cerveau et à ses dépendances, pour en développer les frêles vaisseaux, pour y opérer les sécrétions diverses qui entretiennent l'énergie nerveuse. Mais il est des cas où cette somme n'est pas complète, et alors cette énergie cesse; et si ces cas se continuent depuis la naissance jusqu'à la mort, il est évident qu'il y aura défaut dans le développement complet du cerveau.

---

(1) *Haller*, Prim. Lin. Physiol. cap. X. pag. 173.

Ces cas sont, quand il se trouve un obstacle dans le cerveau, qui s'oppose au mouvement libre du sang, ou quand une cause affaiblissante, quelle qu'elle soit, diminue dans le reste du corps les résistances qui y sont, et desquelles dépend la proportion qu'il doit y avoir entre le sang qui les parcourt, et celui qui se porte à la tête.

L'un et l'autre de ces cas se rencontrent évidemment ici; le premier est dans la diminution morbifique du calibre artériel (paragraphe précédent); et le second, c'est l'humidité constante de l'atmosphère qui les produit.

§. CXXIV.

En effet, un air constamment humide et chaud, ne peut agir directement sur les vaisseaux du cerveau, parce qu'ils sont protégés par les os; mais il relâche généralement tous les autres solides. Par-là, les veines extérieures acquièrent plus de capacité, et le sang accourt là où il trouve moins de résistance, d'autant plus que celui qui se porte à la tête y en éprouve déjà une, et que le cerveau ne peut plus en contenir une aussi grande quantité. Le sang se portera donc insensiblement toujours moins au cerveau, parce que la résistance sera toujours moindre ailleurs; par-là les vaisseaux du cerveau s'affaisseront toujours plus, et l'endurcissement augmentera. C'est exactement ce qui arrive aux enfans qui naissent avec la disposition au crétinisme, et qui passent toute leur vie dans les vallées où cette maladie est endémique, tandis qu'il n'y a plus le même sujet de crainte pour les individus qui n'y viennent habiter qu'après avoir achevé leur accroissement.

L'inégalité de cette distribution une fois établie, on conçoit aisément pourquoi la tête des petits crétins ne croît pas en proportion du corps; pourquoi leurs extrémités acquièrent ordinairement un grand volume, et sont souvent déjetées; pourquoi les organes de la génération deviennent considérables et gorgés chez ces individus à l'âge de puberté : tous ces organes se développent beaucoup aux dépens de la tête. De cette inégalité de distribution, résulte encore cette situation rapide dans laquelle on se trouve souvent dans ces contrées, cet éloignement pour le travail, cette langueur à laquelle un grand nombre d'habitans de ces lieux remédient, par un instinct naturel, au moyen des liqueurs fortes dont ils sont très-passionnés.

§. CXXV.

Au contraire, dans un air sec et vif, les résistances étant toujours égales par-tout depuis la naissance jusqu'à la mort, à quelques accidens près, tout dans le corps humain se développe également; il est même à présumer que quand il y aurait à la naissance un commencement de dureté dans le cerveau, la force de la vie le détruirait insensiblement, et le crétinisme ne s'en suivrait pas, à moins d'une très-forte disposition. Nous en avons un exemple très-familier dans les enfans de nos vallées, nés de parens un peu crétins et goîtreux; si leur mère ne les nourrit pas, mais qu'elle les envoie en nourrice dans un air sec et vif, et qu'elle les y laisse l'espace de quelques années, ils reviennent beaucoup plus dispos de corps et d'esprit que leurs contemporains qui ont été nourris dans le sein maternel. Le Valais a adopté presque généralement cette maxime, et il s'en trouve bien (1).

---

(1) *Coxe*, Lettres sur la Suisse. Valais.

CHAPITRE IV.

De quelques autres causes regardées vulgairement comme pouvant causer le goître et le crétinisme.

§. CXXVI.

INDÉPENDAMMENT des idées populaires sur la cause du goître et du crétinisme, dont il a été question aux chap. VI, VII et VIII de la Ire. sect. il existe encore trois autres opinions, dont je vais dire un mot, pour ne laisser rien à desirer sur cette matière. La première est que le froid de l'eau qu'on boit dans les montagnes est très-propre à produire le goître, par le resserrement qu'elle occasionne dans les environs de la gorge ; la seconde consiste à penser que le crétinisme peut bien n'être qu'une dégénération de quelque maladie de la peau, telle que la lèpre ; enfin, dans la troisième, on attribue à l'abus des liqueurs fortes l'une et l'autre maladie.

§. CXXVII.

Nous avons déjà, en quelque façon, fait sentir le néant de la première opinion en parlant des eaux de neige; nous ajouterons encore ici, pour tâcher de détruire entièrement un préjugé aussi ridicule, que là où l'eau est très-froide, c'est-à-dire, venant immédiatement des glacières, il n'y a absolument ni goîtreux ni crétins. Bien loin de là, qu'au contraire, il est prouvé par les observations du docteur *Villars* et par les miennes, qu'il peut y avoir des goîtreux et des crétins jusqu'à 600 toises au-dessus du niveau de la mer, par un effet de l'humidité atmosphérique, comme il y en a en Valgaudemar, et dans quelques autres vallées étroites et humides de l'Oisan, qui toutes sont à 3, 4, jusqu'à 600 toises au-dessus de ce niveau, comme il y en a en Maurienne jusqu'à Villarodin, élevé de 580 toises, mais il ne peut plus y en avoir au-dessus; ainsi, on a vu qu'il n'y en a plus à Bramant, élevé de 660 toises. C'est que précisément l'atmosphère froide et resserrée de ces pays, est beaucoup moins propre à se combiner avec l'eau (§. CIX); l'ébullition et l'évaporation s'y font plus vîte, il est vrai, mais l'eau ne reste que suspendue quelque temps dans l'air, bientôt elle se congèle, et retombe en neige ou en grêle, ainsi qu'il arrive si souvent sur nos hauteurs, tandis qu'il pleut dans les plaines (1).

Aussi l'air des véritables vallées sub alpines pêche-t-il plutôt par défaut d'humide que par excès; par la même raison, les habitans de ces climats sont vivaces, spirituels et laborieux, comme le sait toute l'Europe, qu'ils étonnent autant par leur industrie que par leur probité: leurs maladies sont toutes inflammatoires; la poitrine, sur-tout, est souvent affectée; ce qui est bien différent de la lenteur et de l'empâtement qui causent le goître et le crétinisme.

§. CXXVIII.

Ramond, en fesant l'histoire des goîtreux et cagots (crétins) des vallées de Luchon, Aure, Barrège et autres des Pyrénées, fait

---

(1) Hygrom. de *de Saussure*, Essai IV, ch. I et IX.

descendre ces peuples, dont il dit que les ancêtres étaient Ariens, des Goths et d'autres barbares rencoignés par le vainqueur dans quelques vallées ; il prétend ensuite que ces familles originales se sont toujours conservées entre elles, qu'elles sont devenues lépreuses, que la lèpre a fait dégénérer la lymphe, et que de cette dégénération est né le crétinisme (1).

Cet auteur a fait la même observation que moi, que le crétinisme ne tient pas plus à l'aspect méridional qu'à l'aspect septentrional des vallées. En Piémont et en Savoie, on trouve des crétins au midi et au nord. L'habitude qu'ont ces familles de ne s'allier qu'entre elles, a contribué puissamment à perpétuer cette maladie ; mais il a été induit en erreur, en pensant que ce pouvait être la dégénération de la lèpre. Outre qu'il est impossible de donner une explication plausible de cette métamorphose singulière, le fait est que de tant de peuples de l'antiquité, chez lesquels la lèpre

---

(1) Observations faites dans les Pyrénées, etc., par *Ramond*, chap. XI, pag. 204.

et l'éléphantiasis étaient familiers, nous ne sachons pas qu'aucun soit tombé dans le crétinisme, sinon, les historiens et les médecins n'auraient pas oublié une transmutation aussi saillante.

D'après les renseignemens que j'ai pris des voyageurs qui ont fréquenté ces vallées, je suis assuré qu'elles sont dans la même situation que celles dont j'ai parlé, c'est-à-dire, que leur atmosphère est pareillement humide par les mêmes causes; car il n'est pas nécessaire d'être né prés des Alpes (comme l'ont cru ceux qui ont écrit sur les maladies endémiques), pour être goîtreux ou crétin, il suffit de se trouver dans une vallée disposée avec les conditions dont j'ai parlé aux chapitres précédens. Ainsi, on voit de ces maladies dans le Gévaudan et quelques autres vallées des Cévennes, quoique très-éloignées des Alpes., parce qu'elles forment des berceaux couverts de feuillages, ainsi que les vallées que j'ai nommées sub-sub-alpines.

Quant aux maladies de la peau, elles accompagnent dans beaucoup de vallés le goître et le crétinisme, parce qu'elles sont nourries et entretenues par la même cause. *Ramond* dit que les cagots de ces vallées, des Pyrénées, sont sans énergie, esclaves et malheureux : je vois là le triste et commun effet d'une atmosphère chaude et humide, dont le propre est de rendre les hommes indolens, paresseux et disposés à la servitude.

§. CXXIX.

Lorsque je courais les campagnes pour prendre des notes sur la maladie en question, plusieurs curés des cantons crétins m'ont fait observer qu'il naissait beaucoup moins d'enfans avec cette maladie, depuis qu'on buvait moins de vin et d'eau-de-vie : ce qui les induisait à croire que ce grand nombre qui naissait autrefois, venait de ce qu'ils avaient été conçus dans l'ivresse.

Ce sentiment me parut d'abord spécieux, parce qu'effectivement je vis qu'on était très-sujet à l'ivrognerie dans ces contrées, et qu'on y aimait tellement le vin, qu'on plantait même la vigne dans des endroits destinés par la nature à porter du grain, dont on manque souvent une bonne partie de l'année.

En considérant, d'ailleurs, que les vins, dont à juste titre on fait plus d'usage et plus de cas, sont ceux que produisent les vignobles plantés sur des rochers, sans cesse brûlés par l'ardeur du soleil et par les vents du sud et sud-ouest; que ces vins sont très-violens, et que si on les boit avant qu'ils aient trois ou quatre ans, ils causent des agitations nerveuses et des picotemens insupportables; si on considère aussi que le peuple n'attend pas que son vin soit vieux, soit parce qu'il ne le peut pas, soit parce qu'il y trouve alors plus de force, et qu'il lui cause une ivresse enjouée, qui doit être très-agréable à des peuples pauvres et naturellement sombres, on est tenté, au premier abord, d'adopter ce sentiment.

§. CXXX.

Néanmoins, on ne peut l'adopter, 1°. parce qu'il y a autant de crétins parmi ceux qui ne sont pas en état de boire journellement du vin, comme parmi ceux qui le sont; 2°. parce

N 4

que je ne crois pas que dans une ivresse parfaite, on soit propre à avoir des enfans; 3°. parce qu'enfin, ce serait un cas particulier pour quelques endroits de la terre, qui serait contredit par-tout ailleurs par mille exemples opposés. Quoiqu'en effet on fasse dans ces vallées une prodigieuse consommation de vin et d'eau-de-vie, on la fait pour le moins aussi considérable dans les montagnes, où l'on ne trouve pas un seul crétin. Qui ignore, d'ailleurs, que les Anglais, peuple très-éclairé, se font une gloire de vaincre leurs adversaires à coup de verre, sans compter que les deux tiers du genre humain s'enivrent tous les jours par un penchant très-naturel, celui de l'oubli des peines et de la recherche du bonheur? Et que serait-ce si l'ivrognerie enfantait de si monstrueuses productions? La race humaine serait déjà toute crétine, puisque nos pères étaient de bien plus grands buveurs que nous, et que déjà *Homère* nous dépeignait *Nestor* parlant au milieu des héros de l'Iliade, la coupe à la main.

§. CXXXI.

Il faut avouer pourtant que puisque nous voyons que l'abus journalier des liqueurs spiritueuses produit des effets funestes sur l'entendement de tous les peuples, il est raisonnable de penser que cet abus, se joignant ici à l'influence du climat, doit contribuer, en quelque manière, à entretenir un demi-crétinisme, et à y disposer, en rendant le corps plus sensible à l'impression de l'humidité, par l'affaiblissement subséquent à l'ivresse.

QUATRIÈME SECTION.

Des moyens physiques et moraux à employer pour prévenir le goître et le crétinisme.

CHAPITRE PREMIER.

Plan de cette section.

§. CXXXII.

QUELQUES inhérentes que paraissent à la nature du sol les maladies dont nous nous occupons, nous avons cependant la conviction intime qu'on pourrait venir à bout de les prévenir dorénavant, dans quelque contrée que ce soit, en employant sciemment les moyens que les révolutions naturelles et la main de l'homme ont rendu efficaces par un hasard heureux, pour la diminution du nombre des goîtreux et des crétins, et auxquels on n'a fait aucune attention jusqu'ici.

La contemplation de ces bienfaits, opérés par ces révolutions, a été particulièrement la base du système que je viens de présenter sur la cause de ces maladies, et elle l'est pareillement du plan d'hygiène renfermé dans cette dernière section. Je commencerai donc, avant tout, par mettre sous les yeux du lecteur, le tableau des causes que je regarde comme ayant agi puissamment pour la diminution du nombre des goîtreux et des crétins.

J'exposerai ensuite les moyens qu'on peut prendre pour éloigner entièrement les corps qui fomentent l'humidité, et pour rendre les hommes, qui sont nécessités d'y vivre, moins sensibles à son influence. Je terminerai par dire un mot de l'éducation des crétins.

§. CXXXIII.

Je n'examinerai pas ici, si une vallée bien ombragée n'est pas plus agréable qu'un bassin entièrement exposé aux rayons d'un soleil brûlant, malgré le plus grand développement des facultés intellectuelles que ses habitans auront acquis par cette insolation; tout comme je n'examinerai pas si un certain degré de perfection dans l'entendement, est absolument nécessaire à l'homme, considéré simplement comme habitant du monde, pour être heureux: car il est cent routes qui conduisent au bonheur individuel; . . . . . . c'est pourquoi les idées que je vais présenter pourront peut-être paraître extraordinaires aux admirateurs outrés de ce qu'on appelle la simple nature.

Mais je considère l'homme fesant volontairement partie de la grande société, et par conséquent obligé d'employer toutes ses facultés pour le bonheur commun.

Je considère l'homme dans cet état social, plus heureux avec beaucoup d'entendement qu'avec moins, parce qu'il peut multiplier ses jouissances; je le considère très - malheureux, s'il connaît un état meilleur que le sien, et qu'il ne puisse pas se le procurer: or, dans ce dernier sens, ce ne sont pas de nouvelles illusions qu'il faut lui offrir, mais des vérités utiles, recueillies par la raison aidée de l'expérience.

CHAPITRE II.

Recherches sur les causes qui ont pu faire diminuer depuis plusieurs années le nombre des goîtreux et des crétins dans les vallées sub-sub-alpines.

§. CXXXIV.

Si nous consultons la philantropie, nous trouverons que le nombre des individus attaqués de ces maladies, est encore infiniment nombreux, puisqu'au commencement de 1792, la seule vallée d'Aoste avait encore 1,740 crétins complets, sur une population de 68,022 ames; ce qui fait environ un 38e., sans compter les goîtres énormes et les demi-crétins. Malgré cela, il est positif que leur nombre a considérablement diminué depuis 20 à 30 ans, ainsi qu'en font foi les registres publics et les observations des vieillards. Le curé de St.-Victor de Challant m'a assuré que depuis 12 ans qu'il était curé de cette paroisse, il avait enseveli

40 crétins parfaits, les uns très-âgés, les autres de moyen âge; ce qui suppose qu'ils existaient déjà, lorsqu'il fut promu à sa cure. Or, en comparant ce nombre avec celui qui s'y trouve actuellement (§. CXIV), on voit avec plaisir une diminution de 36.

Il convient donc que nous recherchions, autant qu'il est possible, les causes de cette diminution, afin d'indiquer, avec plus de sureté, le chemin qu'on doit tenir pour déraciner entièrement ces maladies; et si, sans être conduits par l'esprit de parti, la nature des choses nous mène, comme par la main, au but proposé, nous aurons alors la satisfaction d'avoir été les premiers à jeter quelque lumière sur une des parties les plus essentielles de la physique animale. Pour cela, nous allons comparer ce qui était autrefois avec ce qui est actuellement.

§. CXXXV.

Les vallées basses, étant le bassin où vont aboutir toutes les eaux des hauteurs, il est très-simple qu'il y ait eu des marais plus que par-tout ailleurs : de plus, autrefois les rivières étaient sans digues, leurs eaux restaient stagnantes dans les plaines qu'elles avaient submergées ; actuellement elles sont en partie contenues : des canaux d'arrosement ont été construits, et une bonne partie des marais a été desséchée, soit par l'art, soit naturellement, ainsi que je le détaillerai plus bas.

§. CXXXVI.

L'ancien ordre d'emplacement des habitations, était extrêmement resserré ; ce qui rendait les rues des bourgades étroites, tortueuses et peu propres à la circulation de l'air. Autrefois, excepté les maisons des nobles, les autres étaient basses, mal construites, avec des ouvertures étroites ; la boue et les immondices y séjournaient continuellement autour jusqu'à ce qu'elles fussent desséchées : actuellement on a bâti sur ces ruines de l'ordre féodal, des édifices mieux construits et plus aérés. L'usage des voitures a obligé de rendre les rues beaucoup plus larges, et de belles chaussées se sont élevées sur les anciens chemins ; déjà on habite moins les plain-pieds et les étables : l'on s'est accoutumé à faire, pendant l'hiver, du feu dans les appartemens ; enfin, le bon goût, celui de la propreté, a succédé aux usages barbares de nos ancêtres.

§. CXXXVII.

Le nombre des arbres, qui couvraient jadis la surface habitée de nos vallées, a considérablement diminué ; l'on n'y voit plus guères de ces arbres touffus et élevés, dont la grosseur attestait la vétusté. L'exploitation des mines et de leurs métaux ont dévasté en grande partie nos forêts ; la fabrication de divers meubles, qui ont remplacé les simples coffres de nos ancêtres ; le nouvel usage de faire du feu dans les maisons, au lieu qu'on se chauffait dans les étables ; une plus grande consommation de bois pour les treilles et les échalas des nouvelles vignes : toutes ces dépenses de bois ont entraîné la coupe des arbres à fruit, dès que ceux de haute futaie sont devenus plus rares ; et comme l'on n'a pas eu soin de réparer les pertes par de nouvelles plantations, la surface

face de la terre est restée dépouillée, et elle le sera de plus en plus.

§. CXXXVIII.

Le défrichement des montagnes et des collines a fait que tous les petits filets d'eau, qui étaient épars dans les terres, se sont rassemblés en ruisseaux, les ruisseaux en torrens; ce qui a augmenté, il est vrai, la masse des rivières, mais ce qui a beaucoup aussi diminué l'humidité atmosphérique, qui est moins en raison de l'eau courante, qu'en raison de l'eau mélangée avec la terre.

§. CXXXIX.

La coupe des bois, dans les montagnes, a fait que les vents froids qui traversent les gorges, pour parvenir dans les vallées, y arrivent actuellement beaucoup moins dénaturés qu'auparavant; car on sait que les arbres échauffent l'air qui est obligé de séjourner en traversant les espaces qu'ils laissent, sur-tout s'ils sont abandonnés à eux-mêmes, et si on ne les éclaircit pas par une coupe périodique.

Cette circonstance, particulière à tous les pays voisins des forêts, a dû changer en partie le climat de nos vallées; il a dû devenir plus froid, et en même-temps plus sec et plus sain. Tel est l'avantage qu'a retiré l'Amérique de la coupe des bois et du défrichement des terres, pour le perfectionnement des animaux et l'amélioration de son climat qui, au moment de sa découverte, était, au rapport de tous les historiens, non-seulement pernicieux aux hommes, abrutis, énervés et viciés dans toutes les parties de leur organisation, mais encore aux animaux quadrupèdes, qui s'y sont trouvés plus petits d'un sixième que leurs analogues de l'ancien continent.

§. CXL.

Cette variation dans la température a considérablement diminué les progrès de la végétation; car les plantes ne croissent jamais mieux que dans une atmosphère chaude et humide : or, je suis fondé à croire que le sol des vallées produit infiniment moins à présent, avec les mêmes travaux, qu'il ne produisait dans son jeune âge ; le terreau qui sert de base aux plantes, perd peu-à-peu la forme spongieuse nécessaire au développement des germes ; les couches se resserrent ; il semble qu'elles deviennent osseuses comme la nature organisée, quand elle s'approche de sa fin. Il est probable que ce desséchement ira toujours en augmentant, jusqu'à ce que, comme le dit Aristote, de nouveaux submergemens ou déluges viennent réparer, en un instant, les pertes que le soleil fait éprouver à certaines régions, pendant une longue suite de siècles (1).

Cet appauvrissement du sol est compensé par l'amélioration de l'industrie humaine ; l'air y devient plus salubre, et l'homme est nécessité de faire usage de ses facultés, au lieu qu'on ne trouve que de l'indolence et un demi-crétinisme dans les champs trop fertiles de la Romagne.

Il me paraît aussi que ce changement de température a dû raccourcir la vie des hommes ; car rien ne favorise autant la longévité, qu'une

(1) Meteor. lib. I. cap. XIV.

atmosphère douce, dans laquelle nos solides conservent pendant long-temps leur flexibilité; mais si le temps n'existe pour nous que par la succession de nos sensations, et si la durée du sommeil est perdue pour la vie proprement dite, la raison ne regrettera pas le prolongement d'une existence passée dans une léthargie perpétuelle, et nous aimerons mieux plus de vie active et moins de sommeil.

§. CXLI.

Le fond des vallées s'est considérablement élevé, et s'élève tous les jours; les torrens et les rivières, à force de charrier des matériaux, et de les déposer sur le sol qu'elles avaient inondé, ont haussé insensiblement le terrain qu'elles avaient à parcourir, et se sont fait un plan moins incliné sur lequel elles roulent actuellement avec moins d'impétuosité. Indépendamment des monumens du déluge universel, tels que des corps marins qu'on trouve dans presque toutes les parties du monde, à des profondeurs considérables; les médailles, les ossemens, les armures des anciens peuples qui ont habité nos contrées, et qu'on trouve à des profondeurs immenses; les restes d'architecture romaine, si multipliés dans la vallée d'Aoste, et qui sont en grande partie comblés sous des terres labourables; les différentes couches de terrain, qui se présentent en creusant des puits, composées de stratifications alternes de pavé, de terreau, de sable et de cailloux roulés, de terre, de briques, etc.; tout cela, dis-je, prouve bien que par-dessus ces monumens communs de l'ancien bouleversement du globe, se sont entassées successivement différentes couches, sur lesquelles se sont passées des révolutions, et qui ont successivement haussé le plan horizontal de nos vallées.

§. CXLII.

En même-temps que le sol s'élève, le voyageur attentif observe que les montagnes perdent de leur élévation : les montagnes, à force de vieillir sous l'action destructrice de l'air et de l'eau, qui en ont rongé peu-à-peu la superficie, se sont délabrées insensiblement et se délabrent tous les jours ; la couche se détache des couches, les blocs cristallisés se détachent des autres cristaux; les sommets roulent peu-à-peu sur les bases, ou en grosses masses, ou en poussière subtile, et ces détritus viennent former des côteaux, sur lesquels la main de l'homme et le temps ont fait naître des campagnes riantes, qui deviendront les seuls points habités des vallées quand l'on sera forcé d'abandonner aux rivières, devenues plus considérables, le terrain de la plaine, où elles auront déposé les cailloux et le sable qu'elles charrient à la place du terreau qu'elles entraînent, ainsi qu'il est déjà arrivé à la plupart des vallées des départemens des basses Alpes et des Alpes maritimes.

Cet abaissement des montagnes, simultané avec l'élévation du plan horizontal, est si peu un rêve de l'imagination, que si l'art de les mesurer venait à se perfectionner, je suis persuadé qu'au bout d'un certain temps d'observations suivies, faites sur la hauteur d'une montagne donnée, il serait aisé de calculer dans combien de temps sa surface formera, avec l'horizon, un angle de 45 degrés, par l'action des agens chimiques combinés avec les résultats des lois de la statique.

Or, on conçoit que la conque des vallées, devenant ainsi de plus en plus ouverte, son atmosphère a dû subir de très-grandes variations, et que ce changement de plan a contribué puissamment à dessécher les marais, et par conséquent à diminuer l'humidité de l'air de quelques degrés.

§. CXLIII.

Aux bienfaits de ces causes physiques, nous croyons également qu'on peut ajouter ceux qu'on a retiré des progrès faits en civilisation, et en particulier dans l'éducation des enfans, par exemple : 1°. Autrefois la plupart des enfans étaient abandonnés à eux-mêmes, dans des lieux bas, humides et mal-sains, et on les laissait croupir tout le jour dans des langes mal propres : aujourd'hui on en prend plus de soin, on leur fait compagnie, on les tient dans des endroits plus secs et dans des langes plus propres; aussi sont-ils beaucoup plus vîte développés;

2°. Les prérogatives excessives des fiefs ayant été peu-à-peu anéanties, la sphère de chaque individu s'est agrandie ; il ne s'est plus cru simplement citoyen de son village, mais il s'est accoutumé à se regarder citoyen de tout l'Etat ;

3°. De beaux chemins s'étant établis dans ces vallées, le commerce en a profité ; les gens du pays sont sortis de chez eux, et par-là beaucoup de préjugés ridicules, qui tenaient à l'habitude, se sont dissipés. En devenant plus sain, le peuple est en même-temps devenu plus actif et plus industrieux, car il a vu que l'opulence suivait de près l'étranger, qui savait tirer parti des richesses qu'offrait le pays où il voyageait.

§. CXLIV.

Comme je ne sache pas que d'autres causes, au moins apparentes, se soient jointes à celles dont je viens de parler, pour produire l'amélioration dont il s'agit ; que le peuple n'a pas changé d'ailleurs de manière de vivre, qu'il s'enivre encore quand il le peut ; que ses alimens sont encore ce qu'ils étaient autrefois, du gros pain, des châtaignes, des pommes de terre, du laitage, et autres choses de cette nature; je finirai ici ces recherches pour procéder dans les chapitres suivans aux conséquences pratiques qu'on en doit tirer.

CHAPITRE III.

Des procédés propres à diminuer l'humidité atmosphérique des vallées sub-subalpines.

§. CXLV.

La nature emploie des siécles pour produire ces variations, et l'homme qui naît au moment où ce travail est avancé, croit qu'il a eu lieu tout-à-coup : il lui en faudra encore plusieurs autres avant d'avoir achevé ces grandes mutations qui élèvent ce qui est bas, abaissent ce qui est élevé, rendent humide ce qui était sec, et sec ce qui était humide, et ne changent pas moins la physionomie humaine que celle du monde. Mais la nature vit trop pour l'homme; celui-ci a besoin d'événemens dont la promptitude soit proportionnée à son existence : c'est pourquoi sa main achéve souvent en un instant ce qui aurait coûté plusieurs vies d'homme à la nature : c'est là le cas de nos vallées de goître et de crétinisme. Elles sont humides par leur conformation, et par la nature des plantations qui s'y trouvent; s'il fallait attendre que la nature achevât la cure qu'elle a commencé, nous aurions encore plusieurs générations de crétins. Mais il est plus court et plus sûr de l'aider en détruisant, autant que faire se peut, tous les corps qui fomentent une humidité superflue, et en se cuirassant, pour ainsi-dire, contre le reste d'humide qu'il n'est pas en notre pouvoir d'enlever, parce qu'il tient à la disposition naturelle du sol.

§. CXLVI.

Nous mettons au premier rang des corps qui fomentent l'humidité, tous les arbres à larges feuilles, soit à fruit, soit autrement.

Indépendamment de ce que nous avons dit (§. CV, CVI et CVII), où nous avons vu qu'ils arrêtent les brouillards et les vapeurs aqueuses qui s'élèvent de la terre, les arbres à larges feuilles favorisent encore l'humidité : 1°. Par l'absorption prodigieuse qu'ils font de l'humidité, par la face inférieure de leurs feuilles, et qu'ils rendent par la transpiration ; 2°. parce que aimant pour la plupart un bon terrain ; leurs vaisseaux ligneux en retirent beaucoup d'humide, ce qui rend leur transpiration encore plus copieuse, sur-tout après le soleil couché ; 3°. parce qu'ils nous mettent à l'ombre, qu'ils nous privent de l'action vivifiante du soleil, et que leur propre est de rendre étiolés tous les corps organisés qu'ils recouvrent.

Il n'en est pas de même des bois de haute futaie, à feuilles étroites, verticilées ou rangées en spirale ; la manière de se recouvrir de ces feuilles, à-peu-près comme les tuiles des toits, fait qu'elles présentent réellement moins de surface dans leur face concave que dans la convexe qui regarde l'atmosphère ; ils se plaisent d'ailleurs dans des terrains secs et arides, voisins les uns des autres ; ce qui fait que ne prenant presque leur nourriture que de l'air, leur transpiration n'est pas humide ; aussi n'incommodent-ils pas ceux qui vivent à leur voisinage.

§. CXLVII.

Les arbres touffus sont utiles par leurs inconvéniens dans les plaines des pays chauds; mais je les regarde comme très-pernicieux dans des lieux resserrés, tels que nos vallées; c'est pourquoi, déterminé par le sentiment de la conviction, je conseille positivement de les couper tous dans une étendue de quatre cens pas, autour des villes, bourgs, villages et hameaux des pays de goître et de crétinisme. Il est positif que plusieurs hameaux que le besoin a obligé à ce sacrifice sont devenus plus sains; et il n'y a plus ni goîtreux ni crétins dans plusieurs petites vallées des basses Alpes, faites en conque, environnées maintenant de rochers nuds et stériles, qui, m'ont dit les vieillards du pays, étaient jadis des vergers fertiles, dont les eaux ont emporté les arbres et le terrain.

§. CXLVIII.

C'est que je pense, avec la vénérable antiquité, que les rayons du soleil sont le premier aliment de l'homme, et le véritable spécifique du goître et du crétinisme. Si ces rayons tombent sur une partie relâchée et affaiblie, non-seulement ils lui donnent de la couleur, de la chaleur, mais encore une nouvelle force, ainsi que le savaient ces athlètes de la Grèce, qui n'en étaient que plus vigoureux, après avoir été des journées entières immobiles à l'ardeur du soleil et à la poussière ; et comme nous pouvons l'apprendre tous les jours, des soldats, des marins et des laboureurs. Mais si la nature entière reçoit sa gaieté et sa vigueur de la présence de cet astre, si son aspect console l'homme qui souffre, si son absence produit le silence et le néant, sur quel fondement continuerons-nous à entourer d'ombre nos habitations ?

Les anciens observaient que les habitans d'une terre grasse, molle et chargée d'eau, étaient épais, humides, gênés dans leurs articulations, paresseux et dormeurs, peu propres au travail et aux arts, sans génie et sans sagacité ; qu'au contraire, les habitans d'un pays nud, raboteux et dégarni d'arbres, brûlé par le soleil, et exposé à toutes les rigueurs de l'hiver, étaient robustes, agiles, infatigables, industrieux et aptes aux arts et aux sciences (1). Cette observation, il n'est aucun moderne qui n'aie pu la faire, qui n'aie vu que les habitans d'un sol entièrement découvert et visité par le soleil, ont la peau hâlée, il est vrai, mais sont plus vivaces et plus spirituels que ceux qui vivent dans des lieux ombragés, placés au nord, et qui ont la peau blanche et douce, compagne inséparable de la faiblesse et de la pusillanimité. Comment concevoir, après cela, que *de Saussure*, à jamais célèbre par ses voyages aux Alpes et ses savans écrits, aie pu conseiller des plantations d'arbres autour des maisons, pour préserver du goître et du crétinisme ?

Bien loin de là, qu'au contraire, nous souciant peu de tout le brillant des théories modernes quand nous avons pour nous l'expérience et le bon sens, nous conseillons, dans une maladie où l'on ne peut nier l'affaiblissement des solides, de mettre non-seulement les habitations à plein vent et à plein soleil, mais encore d'y exposer chaque jour les enfans, avec les

(1) « Invenias enim fere semper et formas hominum

précautions convenables, ainsi que l'a prescrit avant nous pour les enfans faibles, un des plus grands médecins que la France ait eu (1).

» et mores regionis naturæ compares. Nam ubi terra » pinguis est et mollis, et aquosa, aquæ autem valde » sublimes, ita ut æstate calidæ sint, et hieme fri- » gidæ, et temporum ratio alias probe conveniat, ibi » et homines carnosi, articulis non adparentibus, » humidi, laboris intolerantes, et ut plurimum ma- » ligni nascuntur; segnitiesque et somnolentia eis inest » multa : suntque ad artes tractandas crassi, non acres » aut subtiles. Ubi autem regio est nuda, natura mu- » nita et aspera, quæque et a frigori hiberno prema- » tur, et a sole æstivo exuratur, ibi duros et robustos, » et articulis probe disjunctis, vegetosque et hirsutos » reperias homines, et in quibus a natura laboris to- » lerantia, et vigilantia insit. . . . Insuper ad artes » etiam acutiores et plus solertes, et ad res bellicas » gerendas aptiores. Quin et omnia quæ e terra pro- » veniunt, terræ ipsius naturam resipiunt et se- » quuntur ». HIPPOCR. *de AEr. aq. et locis*. Jano Cornario *interprete*.

(1) *Lorry*, in Aphorism. Sanctorian de AEre, etc. pag. 117.

§. CXLIX.

§. CXLIX.

La perte du fruit occasionnée par la coupe des arbres, est une conséquence qui peut retarder ce sacrifice quelqu'impérieux qu'il soit, à mon avis; mais ne serait-elle pas compensée par le labour des terres qu'occupent un si grand nombre d'arbres dans des pays qui, pour la plupart, n'ont pas assez de blé pour leur consommation? D'ailleurs, je dois dire que le fruit est une nourriture trop humide pour les habitans de ces vallées, qu'ils feraient mieux de s'en passer, et d'user d'alimens plus secs.

Quant au noyer, arbre dont la culture est indispensable, à cause de l'huile de noix qui nous est nécessaire, il est très-possible de concilier sa conservation, avec les précautions que j'indique. Comme cet arbre ne demande pas un sol profond, mais qu'il vient très-bien partout, on peut en faire des plantations dans des communaux stériles, loin des habitations, ainsi qu'on le pratique dans quelques endroits pour les châtaigniers, dont la conservation n'est pas moins utile dans certains vallons, mais qui peuvent se cultiver ainsi que le noyer.

§. CL.

Quoiqu'une bonne partie des marais ait déjà été desséchée, il en reste encore suffisamment dans les bas fonds, pour vicier l'atmosphère des habitations voisines. D'ailleurs, tous les ans, lors de la fonte des neiges, il s'en forme de nouveaux par le débordement des rivières, et les campagnes où ces eaux se sont répandues, n'ayant point de canaux d'écoulement, restent marécageuses pendant tout l'été.

Outre l'humidité qui en résulte, la grande quantité d'insectes qui y périssent, et qui sont très-multipliés dans nos vallées basses, à cause de la douceur de leur température, donnent, dans les grandes chaleurs, une infection qui est cause des nombreuses fièvres d'accès, que l'on voit alors dans ces contrées.

A cette pourriture de l'eau, des végétaux et des insectes, se joint encore le rouissage du chanvre, qu'on établit au premier endroit commode, et que la police n'a pas soin d'éloigner à une distance convenable.

§. CLI.

Il est bien intéressant pour l'humanité qu'on se décide, enfin, à dessécher tous les marais et à en prévenir de nouvelles formations; mais c'est un gouvernement paternel et éclairé qu'il faut implorer pour cela, car le peuple ne fait en ceci, comme en toute autre chose, que ce que ses pères ont fait; il ne se donne aucun mouvement pour augmenter son bien-être, quand il s'agit de remédier à un mal avec lequel il est familier depuis l'enfance. J'ai prouvé à divers propriétaires qu'ils perdaient beaucoup à laisser leurs campagnes en mares; que leurs bestiaux n'y prospéraient pas, qu'ils étaient la source de diverses épizooties; que le lait des vaches qu'on y menait paître était aqueux, donnait peu de crême, et avait un goût désagréable, etc. Cependant je n'en ai jamais pu obtenir la confection d'un seul fossé, tant est grande la force de l'habitude dans les pays resserrés.

§. CLII.

Il n'est pas moins important, soit pour favoriser le commerce, soit pour la salubrité, d'établir des chaussées là où les chemins sont encore enfoncés dans les terres, d'entretenir la plus grande propreté dans les rues de tous les villages, et d'obliger les habitans à les paver; que les maisons qu'on construira dorénavant, le soient de façon qu'elles n'appuient par aucun de leurs côtés vers des rocs, ou des terres élevées; qu'on établisse des fossés autour de celles qui sont ainsi adossées; qu'on recherche pour bâtir, les lieux élevés, plutôt que les bas fonds. Enfin, il serait à souhaiter qu'il vînt un temps, que nous ne verrons jamais, d'aisance suffisante, où l'on abandonnât généralement aux animaux les étables et les plain-pieds, pour se loger dans l'endroit le plus sec et le plus aéré de la maison.

CHAPITRE IV.

Des moyens de fortifier le corps humain contre les impressions de l'humidité atmosphérique.

§. CLIII.

Nous fesons particulièrement consister ces moyens dans des mariages bien assortis, et dans une bonne éducation physique des enfans.

§. CLIV.

En fait de mariage, il existe deux grands défauts dans nos vallées; le premier est qu'on s'y marie trop tôt. Dans des pays où l'accroissement est retardé, où la vigueur du tempérament n'a lieu que très-tard, à cause de l'influence d'une atmosphère chaude et humide, on ne devrait permettre les mariages que quelques années plus tard que dans les pays sains: autrement, loin de prospérer, les forces sont encore plus retardées, et les époux mettent au monde des enfans aussi lâches, aussi faibles et aussi à charge à la société que leurs parens.

Nous ne saurions nier que la négligence de ce point essentiel n'ait fait beaucoup dégénérer l'espèce humaine. Ces ossemens prodigieux, et ces cottes de maille que nous trouvons dans les anciens tombeaux, et qui nous donnent une si haute idée de la grandeur corporelle et de la force de ces peuples, qui ont tour-à-tour donné la loi à ce monde, nous enseignent au-delà que nos pères étaient sur ce point bien plus sages que nous, qùand *Tacite* ne nous en aurait pas averti (1).

Je pense donc que pour avoir une génération robuste dans nos vallées, les garçons ne devraient s'y marier qu'à l'âge de 24 à 25 ans, et les filles à 20 ans; autrement eux et leurs enfans seront toujours faibles, et toujours plus tyrannisés par l'humidité, ainsi que ne le sont déjà que trop ces pères qu'on voit fréquemment dans nos campagnes, assis sur un peu de paille, au milieu de leurs enfans, comme un

(1) De Morib. Germanor. pag. 203.

grand spectre au milieu d'une foule de petites ombres. Sans doute que la société est bien loin de gagner à une semblable population, si nous ne la considérons que sous des vues humaines, d'autant plus que, quoique en général le mariage soit ordinairement plus fécond parmi les pauvres que parmi les gens aisés, on y voit beaucoup moins d'enfans parvenir à la virilité, et qu'ordinairement il n'y en a guère que le quart qui parvienne à l'âge de 20 ans; observation que M. *Smith* a faite en Écosse, répétée tous les jours parmi les enfans des soldats, et généralement vraie par toute l'Europe, d'après les registres mortuaires. Nous ne saurions l'attribuer qu'à la faiblesse des parens, et au défaut de subsistance : c'est qu'il ne suffit pas de mettre en terre une semence, il faut l'alimenter lorsqu'elle est devenue plante.

§. CLV.

Le second défaut consiste en ce que les races ne sont pas assez croisées : les vallées étroites, dont nous parlons, ont une population égale à leurs richesses territoriales, c'est-à-dire, très-petite. Il paraît qu'elles n'ont d'abord été habitées que par quelques familles qui s'y sont venu réfugier, ainsi que la conformité des noms propres, et le petit nombre de ces noms l'indique suffisamment. Ces familles et leurs descendans ont vécu long-temps isolés dans ces coins du globe, ne s'alliant qu'entre eux. Or, cette répétition continuelle des mêmes germes a dû y altérer beaucoup l'espèce humaine, comme il arrive parmi les autres animaux et parmi les végétaux. La non interruption des mâles de la même famille, paraît sur-tout opérer un décroissement notable dans les perfections des germes, en raison de la distance du nouveau-né au premier chef de la maison ; il résulte de là un appauvrissement, non-seulement dans les forces physiques, mais encore dans les qualités intellectuelles.

C'est qu'il est un temps fixé par la nature pour la décadence des familles, comme il en est un pour celle de toutes les modifications de la matière et de nos institutions sociales. Les grands d'aujourd'hui ne sont pas les grands d'autrefois. Les chefs des familles illustres ont été des grands hommes, et leurs descendans sont aujourd'hui pour la plupart des crétins, à moins qu'un mélange heureux dans l'ordre physique, et malheureux quant à nos idées sociales, n'y ait posé quelque interruption, dont un fier chevalier n'oserait pas se glorifier.

Nous estimons donc qu'on devrait éviter soigneusement dans ces vallées, de se choisir un époux parmi ceux du même nom et de la même famille; qu'on devrait s'attacher à prendre des épouses dans des conditions et des pays très-opposés : par-là on réformerait les races, et en continuant toujours à les croiser, on aurait des enfans vigoureux, capables de résister à l'impression de l'humidité, et le crétinisme s'éteindrait tout-à-fait.

Il résulte de là que, dans quelques circonstances, la loi qui défend les mariages entre proches parens, n'est pas simplement une loi religieuse; indépendamment de ce qu'en a dit Montesquieu, *Espr. des Lois, liv. XXVI, chap. XIV*, nous croyons fermement que les lois civiles, qui permettent les mariages entre l'oncle et la nièce, la tante et le neveu, et entre les cousins germains, sont contraires aux indications sacrées de la nature, et ne tendent qu'à abâtardir l'espèce humaine. On en a un exemple sensible parmi les Juifs, sur-tout parmi ceux d'Italie, lesquels, se mariant toujours dans la même famille, sont devenus un peuple lâche, efféminé, et sujet à une infinité de maladies ; à plus forte raison ces lois favoriseraient-elles encore plus le crétinisme et les autres maladies héréditaires, si elles étaient en vigueur dans les contrées où ces maladies sont communes.

§. CLVI.

Je voudrais pareillement que l'on ne permît pas le mariage à un goîtreux, si son goître est un peu volumineux ; qu'il fût sur-tout défendu à tout individu attaqué de crétinisme au 1er., 2e. et 3e. degré ; et que, quand on le permet à un individu dans la famille duquel il y a eu des crétins, qu'on l'obligeât à se choisir une épouse bien constituée et née dans des pays où l'on ne connaît pas ces maladies (LXXIV, LXXV et LXXVI). Appellerait-on violer la liberté civile, de prendre des précautions efficaces pour mettre les hommes en état d'en jouir ?

§. CLVII.

Après avoir parlé des mariages, nous allons considérer l'éducation physique des enfans.

D'abord, malgré l'autorité de *J. J. Rousseau*, dont les préceptes souffrent, comme ceux des autres philosophes, de grandes exceptions, je suis d'avis qu'à moins qu'une mère soit robuste, qu'elle ait beaucoup de lait, et qu'il soit dangereux de le faire passer par les évacuations ordinaires, toute femme habitant la plaine des vallées goîtreuses, doit faire nourrir ses enfans en montagne (§. CXXV). Elle leur rendra un plus grand service que si elle les allaitait elle-même, sur-tout si elle choisit en air vif et sec, une nourrice aisée, jeune, gaie, de bonnes mœurs, et dont le lait soit analogue à la constitution du nourrisson. Pour les fortifier davantage contre l'impression de leur pays natal, il convient de n'y ramener, autant que faire se peut, les enfans, qu'à l'âge de sept à huit ans.

§. CLVIII.

Les enfans doivent être tenus dans des endroits élevés, secs, et dans la plus grande propreté ; la nourrice doit avoir soin de leur donner la nourriture à différentes reprises, et toutes les fois qu'ils témoignent en avoir besoin, au lieu de les gorger de lait, une fois pour toutes, puis de les abandonner le reste du jour, comme fait une bonne partie des paysans. Sur-tout on doit renoncer à l'habitude où l'on est, de donner de bonne heure du vin aux enfans, principalement du vin nouveau, dans l'intention de les fortifier : bien loin de là qu'au contraire on ne leur donne qu'une vigueur factice, ce qui relâche leurs faibles vaisseaux, dès que la distension, occasionnée par les spiritueux, est passée.

Les fruits et les bouillies ne leur conviennent pas beaucoup, à cause de la grande quantité d'eau qu'ils introduisent, et des gros ventres auxquels sont sujets les enfans de ces vallées : il est plus utile, dès qu'ils commencent à manger, de les nourrir avec des alimens solides et fortifians, ou du moins avec des soupes de pain grillé, cuit dans le bouillon.

§. CLIX.

L'enfance étant l'âge des exercices par lesquelles nos forces se développent, loin d'empêcher les enfans de s'y livrer, on doit les y inviter ; mais les petits crétins sont engourdis et préfèrent le repos aux amusemens. Pour imiter la sagesse de la nature dans ces sortes de cas, on doit distraire ces enfans de l'état indolent où ils se trouvent, en les faisant exercer malgré eux ; et s'ils ne peuvent se soutenir, on peut y suppléer par des frictions faites par tout le corps, deux fois par jour, l'espace d'une heure, avec une flanelle chaude impregnée de la vapeur d'esprit de vin ou de quelque résine odoriférante : ensuite, on expose ces enfans au soleil, tous nuds, avec des précautions pour la tête ; ce qui aide singulièrement l'action des frictions.

§. CLX.

Les bains froids sont également un grand remède pour fortifier nos jeunes membres; j'en ai souvent éprouvé les effets salutaires, et je ne puis mieux faire que d'en conseiller l'usage jusqu'à l'âge de puberté, sur-tout dans les villes et bourgades des vallées, où il y a encore plus de causes affaiblissantes qu'ailleurs.

§. CLXI.

S'il est nécessaire d'exercer continuellement notre corps dès le bas âge, pour lui faire prendre la somme des forces dont un homme est capable, c'est manquer entièrement son but, que de lui faire supporter de bonne heure des travaux dont il n'est pas encore capable; nous en voyons tous les jours les funestes effets dans les jeunes bêtes de somme que nous élevons.

Or, c'est encore là un manque d'attention essentiel des habitans de nos campagnes envers leurs enfans: presque tous leur font porter, avant qu'ils aient achevé leur accroissement, de lourds fardeaux bien au-dessus de leurs moyens. Par ce moyen, la colonne vertébrale prend de bonne heure une courbure qui diminue la force et la grosseur des extrémités, tandis que le tronc augmente en épaisseur; de là l'accroissement général est retardé, et ces malheureux sont énervés avant le temps.

Sans doute, les travaux pénibles auxquels sont condamnés nos paysans, les obligent de tirer très-vîte parti de leurs enfans; mais ils en jouiraient bien plus, et plus long-temps, s'ils n'exigeaient d'eux qu'un service proportionné; ils doivent au moins avoir autant d'égards pour leurs enfans que pour leurs bestiaux, qu'ils savent très-bien ne pas prospérer s'ils les font trop travailler avant leur entier accroissement.

§. CLXII.

Enfin, il serait à souhaiter qu'il y eût assez d'aisance parmi chaque habitant de la campagne, que d'avoir un peu de vin à sa cave pour en boire chaque jour un verre. Le vin est plus particulièrement nécessaire dans les pays où les solides sont relâchés, que dans toute autre situation. Indépendamment du ton qu'ils en recevraient chaque jour, il en résulterait encore que nos paysans s'enivreraient moins lorsqu'ils viennent les jours de marché, ou de fête, dans les villes et bourgades; ils dépensent alors au cabaret ce qui leur a coûté une semaine de travail et de sueur; puis, de retour chez eux, où ils n'ont point de vin, ils se sentent affaiblis, et ne se livrent plus qu'avec peine à leurs travaux ordinaires.

§. CLXIII.

Voilà tout ce que j'avais à dire sur les moyens de rendre les habitans des vallées moins susceptibles des effets de l'humidité. On a vu que je me suis particulièrement attaché à l'origine de toute force et de toute vigueur corporelle; car nous restons toute notre vie ce que nous naissons, et si la texture de nos solides est faible, nous sommes malades là, où un homme robuste trouve la santé. C'est donc aux premiers rudimens de l'homme et à son éducation physique, qu'il faut appliquer les régles de la véritable hygiène,

hygiène, si l'on veut avoir une bonne population.

Mais, comme dans ces vallées de goître et de crétinisme, l'esprit est souvent aussi infirme que le corps, il n'est pas moins essentiel de dire un mot de l'éducation morale qui y convient le plus pour former un jugement sain et un esprit droit; je terminerai par là cet Essai.

CHAPITRE V et dernier.

Education morale qui convient dans les vallées sub-sub-alpines.

§. CLXIV.

Je regarde comme impossible de guérir le crétinisme complet, parce que son siége est dans l'organisation première; mais je ne doute pas qu'on ne pût améliorer la condition et tirer quelque parti des individus qui en sont attaqués.

Je me suis souvent entretenu, par signes, avec ces malheureux, et il m'a paru qu'on pourrait leur apprendre un langage d'action relatif aux choses les plus familières de la vie ; nous les abandonnons trop à eux-mêmes, et nous les laissons trop dans l'ordure et la malpropreté. En leur fesant prendre certaines habitudes, en leur montrant souvent différens objets auxquels on aurait attaché certains signes qui seraient toujours les mêmes, on pourrait leur donner le degré d'intelligence dont sont capables les crétins du second ordre, et ainsi les rendre utiles pour les choses les plus triviales.

§. CLXV.

Il est à présumer aussi que l'on pourrait tirer tout autre parti des crétins du 2e. et 3e. degré, en les étudiant avec attention, et en mettant à profit le peu d'intelligence qu'ils ont. Cette classe d'homme, très-répandue dans le bas peuple, compose ordinairement la troupe des mendians que nous avons dans nos vallées ; cependant, il est certains travaux manuels auxquels elle serait propre.

Comme leur intelligence est très-bornée, il faudrait bien se garder de ne les occuper dans leur enfance que d'objets qu'ils ne comprennent pas; il faudrait, au contraire, les occuper sans cesse de choses simples, familières, dont l'usage leur présentât un avantage tout clair, et dont les signes ne fussent pas plus compliqués que la chose qu'ils indiquent.

Plusieurs d'entre eux ont une certaine dextérité dans les mains pour s'amuser; cela me paraît annoncer qu'ils pourraient être propres à certains métiers absolument simples. On pourrait donc les faire travailler en les stimulant par l'appât des récompenses et la crainte des châtimens: ainsi un travail continuel, joint au commerce des hommes, améliorerait insensiblement leur condition; mais il n'y a qu'un zèle infatigable et une tendresse à toute épreuve, qui puissent se charger d'une semblable tâche sans se décourager: malheureusement ces sentimens sont très-rares chez les pères de ces infortunés, et bientôt l'impatience et le dégoût les font abandonner à toute la rigueur de leur sort.

§. CLXVI.

La fausseté dans l'esprit et dans le caractère

(§. LXXII), étant l'apanage particulier de tous les individus, tachés en quelque manière de crétinisme, et le nombre de ces individus, étant, sans contredit, le plus grand, c'est vers eux qu'on doit spécialement diriger ces méthodes heureuses, par lesquelles il est aussi facile de redresser l'esprit et le cœur, que de donner à une jeune plante la direction que l'on desire. Voici un aperçu du systême d'éducation morale, qui me paraît le plus convenable à ce sujet.

§. CLXVII.

D'abord, je ne crois pas que des connaissances étendues soient nécessaires à la plupart des hommes : la division des occupations auxquelles chaque homme est destiné toute sa vie, établit naturellement le genre d'études qu'il doit faire pour exceller dans son état. Il est inutile que l'agriculteur soit réthoricien ; il suffit à son bonheur qu'il ait de la morale, de la vigueur dans les bras, et l'expérience requise pour ses travaux. Nous avons vu souvent de ces avocats de village; ils valent moins que les autres laboureurs pour l'exercice de leur profession, et ils sont moins honnêtes et moins heureux qu'eux.

C'est donc particulièrement la morale que je voudrais qu'on enseignât dans chaque hameau, mais la morale fondée sur les sentimens religieux : si les sentimens religieux sont nécessaires au bonheur des hommes et au maintien de l'ordre social, ils le sont sur-tout dans des pays où l'intelligence n'est pas capable d'avoir la conscience du bien et du mal moral, indépendante de ces sentimens; ils sont aussi indispensables dans des pays pauvres, où l'on a besoin à chaque instant de consolations que les hommes ne sauraient donner. Ils ne faudrait pas pourtant les accompagner de trop de superstitions; car alors on manquerait également son but, et l'on aurait des crimes au lieu de vertus.

§. CLXVIII.

Quant à ceux qui se destinant à des emplois, autres que la culture des terres et des métiers manuels, ont besoin de connaissances plus étendues, il me semble qu'on manquerait le but qu'on se propose, qui est de former l'esprit et le jugement, si on s'en tenait à l'usage où l'on a été jusqu'ici, de ne les appliquer durant les premières années de leurs études, qu'à des choses auxquelles ils ne peuvent rien comprendre, ni prendre aucun intérêt. C'est par la connaissance approfondie de la langue du pays que je voudrais qu'on commençât; car les hommes ne communiquant ensemble que par le langage, il est impossible que les lumières se propagent, si on fait un mauvais usage des signes qui les représentent. Or, c'est précisément ce qui manque dans les vallées que je connais le plus, et où l'on parle français, telles que celles de la ci-devant Savoie, des hautes et basses Alpes, Alpes maritimes, du duché d'Aoste, d'une bonne partie du Valais, etc. Je ne doute même pas que ce ne soit à l'abus des mots, et à l'ignorance de la langue, que sont dûs, dans ces pays et ailleurs, tant de disputes et de petits procès qui, sans rouler sur des objets considérables, y sont cependant très-multipliés, à cause de l'obscurité et de l'ambiguité qui règnent souvent dans les écritures des protocoles.

§. CLXIX.

Après la Grammaire, je ne connais rien de mieux, pour donner l'esprit droit et réfléchi à la jeunesse, que les premiers principes des mathématiques. Sans doute, nous ne sommes pas tous nés pour devenir mathématiciens; mais les élémens de ces sciences sont nécessaires au commencement de notre éducation, pour nous accoutumer à calculer, et pour mettre un frein à cette imagination bouillante qui ne connaît d'abord ni ordre ni tenue.

Ajoutons-y l'étude de la Géographie, de la Chronologie et de l'Histoire, les unes pour fixer notre attention sur les lieux et sur les temps, l'autre pour former notre cœur et nous apprendre à apprécier les hommes et les événemens; on parviendrait bientôt à amener dans nos vallées cet esprit de réflexion qui prépare les plus grands succès, dans quelque genre de vie, et dans quelqu'étude qu'on embrasse (1).

---

(1) L'étude du dessin n'est pas moins indispensable dans ces vallées, pour former le goût et perfectionner les arts qui y sont encore dans l'enfance.

Ainsi naîtrait l'amour du travail, cette source féconde de plaisirs et de jouissances, mais qui ne saurait être goûtée par ceux qui ne voient pas clairement les avantages qu'ils peuvent en retirer. Enseignons donc aux hommes l'usage qu'ils peuvent faire de leurs facultés ; aimons-les assez pour les retirer réellement de l'anéantissement où des préjugés ridicules les ont plongés : alors l'habitant des vallées ayant devant lui une perspective heureuse, qui doit non-seulement le préserver de la misère qu'il craint, mais encore le mettre dans l'aisance, recevra une secousse efficace qui détruira le crétinisme par-tout où elle passera.

FIN.

A PARIS, DE L'IMPRIMERIE DE BELIN, Rue Jacques, n°. 22.

PRINCIPAUX LIVRES

Qui se trouvent chez BERNARD, Libraire, pour les Mathématiques, Sciences et Arts.

Collection complète de l'Académie des Inscriptions et Belles-Lettres.
— de celle des Sciences. — Transactions Philosophiques.
— des Mémoires de l'Institut national, — des Académies de Dijon, — de Léipsick, — de Berlin, — de Turin, — de Pétersbourg.
Dictionnaire encyclopédique, in-fol., in-4. et in-8.
Journal de Physique, depuis son origine jusqu'à ce jour.
Annales de Chimie jusqu'à ce moment.
Journal des Mines.
Collection complète des Arts et Métiers, en 67 vol.
— *Idem*, séparément.
Journal de l'Ecole polytechnique, rédigé par La Grange, Prony, Guyton de Morveau, Fourcroy, Monge, Chaptal, Chaussier, Berthollet, Vauquelin, Barruel, etc., etc. On ne souscrit pas, on l'achète par cahiers. Le prix de chaque cahier est de 3 fr. 60 cent. pour Paris. Il y en a six.
Théorie des fonctions analytiques, par La Grange, in-4. 5 fr. pour Paris.
Traité du Calcul différentiel et intégral, par Cousin, 2 vol. in-4., 6 planches, 21 fr. pour Paris.
Traité de l'Analyse Mathématique ou d'*Algèbre*, par le même, in-8. 4 fr. pour Paris.
Introduction à l'Astronomie physique, par le même, in-4. 13 fr.
Essai sur la Physique, par le même. 1 fr. 50 cent.
Tables de Logarithmes, par Marie, dern. édit. 6 fr. Celles rédigées par *Callet*, édition stéréotype, 2 vol. in-8. 12 fr.

Essai sur l'application de l'analyse aux probabilités, par Condorcet, in-4., 12 fr. — Calcul intégral du même, — Art de compter.

Essai sur les progrès de l'esprit humain, par le même, in-8.

Analyse des infinimens petits, de l'Hôpital, avec les notes de le Fèvre, in-4. 1781, 15 fr. — *Sections coniques*, du même.

Géométrie et Trigonométrie, par Legendre, in-8. 6 fr.

Algèbre d'Euler, 2 vol. in-8. 12. fr. — La Collection de ses OEuvres.

OEuvres de Dalembert.

Traité d'Arithmétique décimale, par Simonin, in-8. 2 fr. 50 cent.

Arithmétique pratique et démontrée, par Pottier, in-8. an 8. 3 fr.

Métrologie terrestre, ou *Tables des nouveaux Poids, Mesures et Monnoies*, par Pouchet, in-8. 5 fr.

Recherches sur les moyens de perfectionner les canaux de navigation, par Fulton, 7 planch. in-8. 6 fr.

Réflexions sur l'Architecture, la Sculpture, la Peinture, la Gravure, par Pommereuil, in-8. 4 fr.

Lettres à Emilie sur la Mythologie, par Dumoustier, 6 parties.

Manuel de l'Essayeur, par Vauquelin, in-4.

Arithmétique pratique et démontrée, par Pottier, an 8, 1 vol. in-8. 3 fr.

Histoire d'Angleterre, par Henri, in-4.

OEuvres complètes de Montesquieu, 5 vol. in 4. pap. vél. avec des figures et de nouveaux manuscrits, qui forment un supplément aux éditions in-8. et in-12.

— *de J.-J. Rousseau*, 33 vol. in-12. br. 33 fr.

— *Idem*, in-8. avec figures, 33 vol. 48 fr.

— *de Racine*, par Luneau-Boisgermain, 7 vol. in-8. 24 fr.

Télémaque, édition de Dijon, 2 vol. in-8.

Atlas de Géographie, ancienne et moderne, de Grenet, in-4.

Architecture hydraulique de Belidor, 4 vol. in-4.

— *Idem*, de Prony.

Géométrie descriptive, par Monge, in-4. 8 fr.
- Sa *Statique*, in-8. 3 fr.

De la Fonte des Canons, par le même, in-4. 60 pl.

Traité de la pesanteur specifique des corps, par Brisson. in-4. 12 fr.

Manuel d'un Cours de Chimie, par Bouillon-la-Grange, divisé en 60 Leçons, avec 15 planches, 2 vol. in-8. 9 fr.

Abrégé de l'Histoire de la Grèce, depuis son origine jusqu'à la fin du dix-huitième siècle, avec 2 Cartes et 2 Tableaux, par Bernard, 2 vol. in-8. 7 fr. (Livre consacré aux Ecoles centrales).

Voyages d'Antenor en Grèce et en Egypte, 3 vol. in-8., fig. 10 f.

Chimie de Chaptal, 3 vol. in-8.

--- de Lavoisier, 2 vol. in-8.

Traité de la coupe des pierres, par Frézier, in-4.

Tableau méthodique des propriétés chimiques et physiques des corps, par Bouillon-la-Grange, 50 centimes.

Séances des Ecoles normales, avec les pl. (rare.)

Histoire universelle, par une Société de Gens de Lettres, 126 vol. in-8. rel.

Perspective pratique, par Dubreuil, 3 vol. in-4.

Traité de Perspective de Pozzo, 2 vol. in-fol.

Architecture de Philibert de l'Orme, 1648, in-fol. (rare.)

Baconi Opera. Lipsiæ, *in-fol.* (rare.)

Idem. *Amstelodami*, 7 vol. in-12. rel. (rare.)

Leçons élémentaires de Mathématiques, par Lacaille, revues par Marie, 1784. in-8. (rare.)

La Physique réduite en 38 tableaux raisonnés, par Barruel, grand in-4. 10 fr.

12 Tableaux de Chimie, par Fourcroy, 75 cent. chaque.

Les éditions de Bézout,

--- de Bossut.

--- de Lemoine.

Collection des travaux de l'Ecole polytechnique, 2 vol in-fol. avec toutes les planches et les tableaux, de Monge, Prony, etc. (exemplaire unique).

Voyage pittoresque de Naples et de Sicile.
— en Grèce.
— en Suisse.
Ruines de Pæstum, Palmyre, Balbec, Ioniennes.
Diophanti Opera, in-fol. (rare.)
Euclidis Opera, grec et latin, in-fol. *Oxoniæ, Gregorii.* (rare.)
Veterum mathematicorum Opera, grec et latin, in-fol. (rare.)
OEuvres complètes de Bayle, 15 vol. in-fol.
— de Perronet, 3 vol. in-fol. — *Idem*, in-4.
— de Voltaire, de *Kell*, pap. vél. 92 vol. in-12. rel.
— de Le Sage et Prévost, 54 vol. rel.
Traité des Asphixies, par Portal, 1 vol.
— *des Aphorismes de Stool*, trad. par Corvisart. in-8.
Etat du Portugal, par Dumourier, in-4. avec une Carte, 12 fr. — *Idem*, pap. d'Hollande 18 fr. (rare.)
OEuvres de J.-J. Rousseau, édit. de *Kell*, in-12.
— de *Lyon*, 33 vol. in-12. 33 fr.
— de *Lyon*, in-8., 33 vol. br. fig. 43 fr.
OEuvres de Racine, avec les Commentaires de Luneau-Boisgermain, 7 vol. in-8 fig. br. 21 fr.
Hydrodynamique de Bossut. *Impr. royale*, 2 vol. in-8.
OEuvres de Goudin, contenant son *Traité des propriétés communes à toutes les Courbes*, 3e. édit. in-4. 4 fr. 50 cent.
Traité du *Goître* et du *Crétinisme*, par Foderé, ancien médecin des hôpitaux militaires, professeur à Nice, 1 vol. in-8. 3 fr. 50 cent.

Tous les Livres d'Architecture, de Botanique, de Physique, de Sciences et Arts, et ceux qui sont nécessaires aux Ecoles centrales et à l'Ecole polytechnique.

www.ingramcontent.com/pod-product-compliance
Ingram Content Group UK Ltd.
Pitfield, Milton Keynes, MK11 3LW, UK
UKHW021307190726
13839UKWH00007B/86